발 간 사

첨단 지식정보화 사회에 들어 눈부신 의학발전에도 불구하고 여전히 병마와 싸우는 수많은 환자들이 있기에 우리는 한시라도 마음이 편할 수가 없습니다.

금번 서울대학교병원 Health⁺ 시리즈는 정보의 홍수시대에 근거가 빈약한 의학정보가 무분별하게 난무하는 상황에서 의학적 근거와 기준을 제시하며 표준화된 건강정보를 제공하고자 총 7권으로 발간되었습니다.

특히, 이 책은 대한민국 암 발생률 1위인 위암을 시작으로 유방암, 간암, 췌장암 등 다양한 암 질환과 각종 질병까지 의료진이 오랜 기간 걸쳐 축적해 온 경험과 의학지식을 알기 쉽게 풀어가고 있습니다. 또한 각 질환별로 증상, 진단, 치료, 재활, 건강관리 등 환자들이 궁금해 하는 점을 중심으로 일반인들도 이해하기 쉽게 구성되어 있습니다.

무엇보다 본 시리즈를 통해 서울대학교병원 최고 명의들이 건강과 질병에 대한 전문적 지식을 국민들과 함께 공유함으로써, 국가중앙병원으로서 국민건강관리의 올바른 방향을 제시하고 평생건강을 계획하고 관리하게 된 것은 정말 소중한 일이 아닐 수 없습니다.

이 책의 발간에 수고를 아끼지 않은 원고 집필 교수진과 서울대학교출판문화원 편집진에게 감사를 드리며, 이번 Health⁺ 시리즈 발간이 우리 모두의 건강한 미래를 밝히는 소중한 길잡이로서 국민 모두가 더욱 건강하고 행복한 삶을 영위해 나가는 뜻깊은 계기가 되기를 기대합니다.

2013년 8월 25일

서울대학교병원장 오 병 희

이 책을 펴내며

우리나라에서 매년 4,000명 이상 발생하고 있는 췌장암은 전체 암 중 9번째로 많이 발생하는 암이면서 암으로 인한 사망 원인 중 5위를 차지하고 있다. 췌장암은 특징적인 자각 증상이 없어 조기에 진단하기가 어렵다. 또한 주위 장기나 혈관으로 쉽게 침투하는 종양의 성격 때문에, 췌장암을 발견했을 때에는 이미 질병이 상당히 진행된 경우가 많아 췌장암으로 진단받은 환자의 1/3 정도만이 수술을 받으며, 수술 후에도 재발이나 전이가 잦아 장기 예후가 매우 좋지 않다.

현재까지 췌장암 완치를 기대할 수 있는 유일한 방법은 수술이다. 과거에는 췌장 절제술로 인한 사망률과 합병증 발생률이 높았지만, 최근에는 수술 술기의 발전은 물론 수술 전후 환자 처치 방법의 발달에 힘입어 췌장 절제술의 사망률은 1~2% 미만으로 낮아졌다. 다른 종양에 비해 성적이 좋지 않은 것은 사실이지만, 절제 수술을 받은 췌장암 환자 중 약 20% 전후, 즉 10명 중 2명 내외가 수술과 보조적 항암 화학 방사선요법으로 5년 이상 장기 생존하며, 다른 환자들도 완치에 이르지는 못하더라도 2~3년 이상 생존하는 경우가 절반에 이른다. 그러므로 희망을 잃지 않고 적극적으로 치료에 임하는 것이 무엇보다 중요하다.

사람이 인생을 살면서 수많은 장벽을 넘어야 하는데, 암도 그러한 장벽 중의 하나이고, 노력하면 극복하고 뛰어넘을 수 있다고 생각한다.

이 책을 통해 췌장암에 대한 궁금증을 일부 해소하고 무엇보다 '췌장암은 어차피 어려운 암이며 칼을 대면 더 번진다'는 오해 때문에, 또는 췌장암 진단을 사형선고로 생각하고 의사의 말을 따르는 대신 대체 의학이나 민간요법 등에 눈을 돌려 치료 시기를 놓치는 안타까운 사례가 줄어들기를 기원한다.

김선회(전 서울대학교병원 외과 교수)

차 례

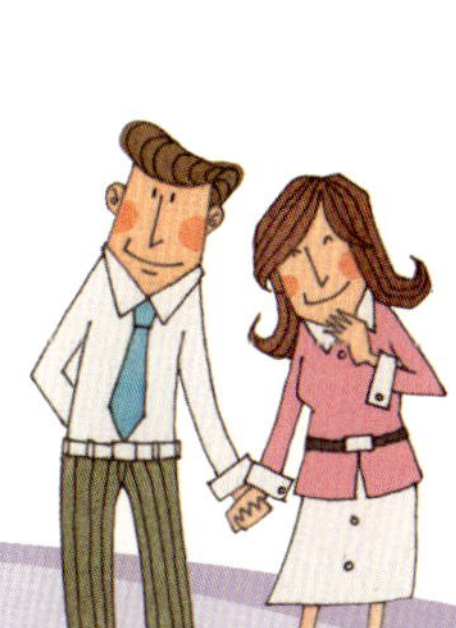

01

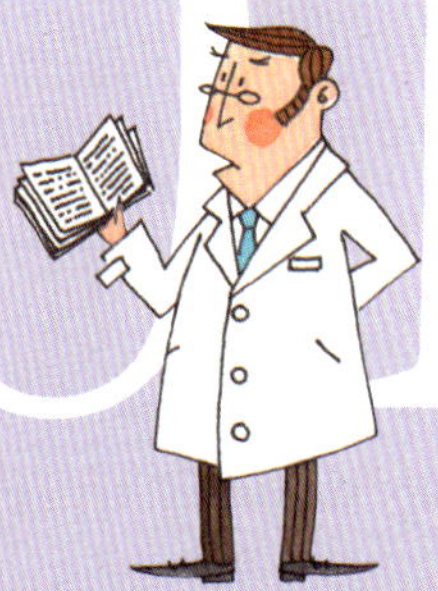

췌장암 발생률, 얼마나 높을까?

의학이 급속도로 발전했는데도 전체 췌장암 환자의 5년 생존율은 아직 10%도 안 된다. 이렇게 치료가 어려운 췌장암, 선진국에서 발생률이 높다고 알려져 있는데 우리나라 췌장암 발생률은 어떨까?

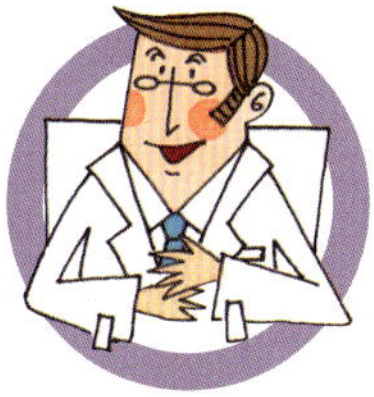

췌장암 발생률 현황

세계적으로 매년 약 20만 명 이상이 췌장암 진단을 받는데 이는 전체 암의 2.1%에 달하며, 암 발생 순위로는 13위에 해당한다. 우리나라의 경우 2010년 한국중앙암등록사업 연례보고서에 따르면 췌장암은 소화기 암종 중 위암, 대장암, 간암 다음으로 흔한 암으로, 전체 암 중 발생 등록분율 2.3%로 9위를 차지하며 그 발생률은 유럽, 미국 등의 선진국 수준에 이른다.

또한 췌장암으로 인한 사망률은 우리나라의 전체 암 중 5위이며 전체 췌장암 환자의 5년 생존율은 7~10%에 불과하다. 이렇게 낮은 장기 생존율은 의학이 급속하게 발전했는데도 20여 년 전과 크게 다르지 않다.

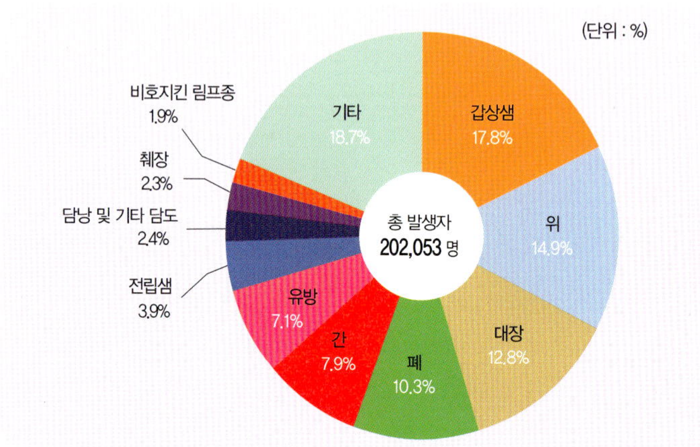

그림 1. 주요 암종 발생분율(한국중앙암등록본부 암등록 통계, 2010)

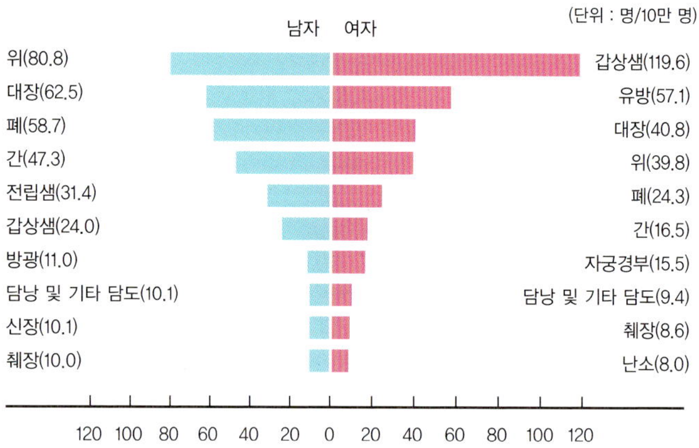

그림 2. 성별 10대 암 조발생률(한국중앙암등록본부 암등록 통계, 2010)

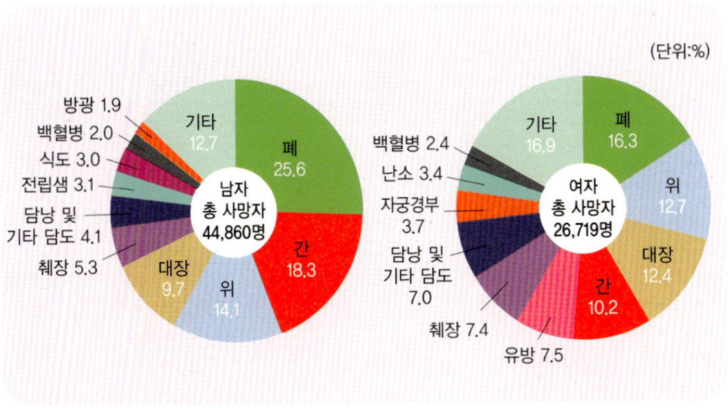

그림 3. 암 사망분율(통계청, 2012)

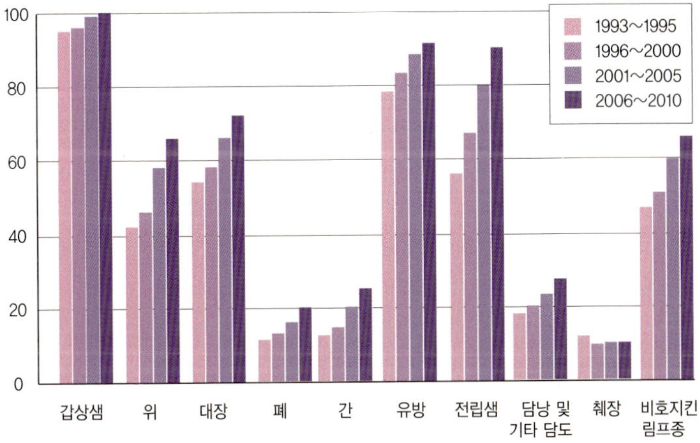

그림 4. 주요 암의 5년 생존율 추이(한국중앙암등록본부 암등록 통계, 2012)

또한 췌장암은 대개 여성보다는 남성에게 조금 더 많이 발생하며, 연령별로는 50세 이전보다는 50세 이후가, 비흡연자보다는 흡연자의 발생률이 높다. 지방이 많은 음식을 섭취하는 사람이 그렇지 않은 사람보다 췌장암의 발생률이 높을 것이라는 주장이 있으나, 아직 학자들 사이에는 의견이 다르다.

Hospital Memo

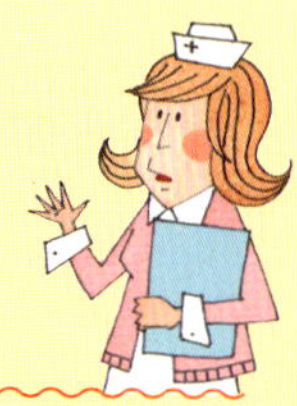

췌장의 위치와 기능

췌장은 '이자'라고도 불리는 장기로 위장 뒤쪽에 있다. 길쭉한 모양으로 길이는 약 15~20cm, 무게는 약 80~100g 정도이며 췌두부 · 췌체부 · 췌미부 세 부분으로 나뉜다. 이 중 췌두부는 췌장의 머리 부분으로 십이지장에 둘러싸여 있으며 췌체부와 췌미부보다 두툼하다.

췌미부는 췌장의 꼬리 부분으로 비장에 닿아 있고 그 면적은 좁다. 췌체부는 췌장의 몸통 부분으로 췌두부와 췌미부의 중간 부분을 가리킨다. 또한 이러한 췌장의 내부에는 췌관이라 불리는 췌장 소화효소를 나르는 관이 췌미부에서부터 췌두부까지 지나간다.

췌장은 우리 몸에 무척 중요한 두 가지 역할을 한다. 우리가 먹는 음식물의 소화와 흡수에 필요한 아밀라아제, 트립신 등과 같은 소화효소를 분비하는 외분비 기능과 당 대사에 관여하여 혈당을 조절하는 인슐린과 혈당을 높이는 작용을 하는 글루카곤 등 체내 대사를 조절하는 여러 가지 호르몬을 분비하는 내분비 기능이 있다.

따라서 췌장에 문제가 생기면 소화효소 분비가 감소되어 소화가 잘 안 되거나 인슐린 분비가 감소되어 당 대사에 문제가 생겨 당뇨병이 발생할 수 있다.

또한 췌장에 염증이나 종양이 발생하면 앞에서 말했던 두 가지 기능적인 문제 외에도 상복부나 등과 허리에 통증을 느낄 수 있고, 췌장의 머리 부분으로 지나가는 담도의 내경이 좁아지면서 담즙의 흐름을 방해하여 간 기능 이상이 오고 심할 경우 황달이 나타나기도 한다.

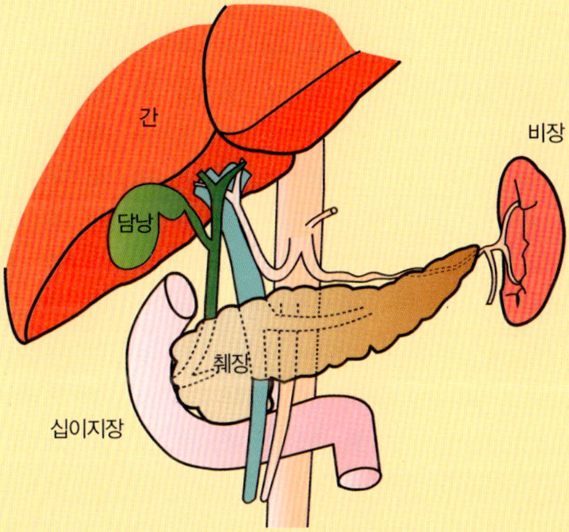

그림 5. 췌장의 위치 및 구조

02

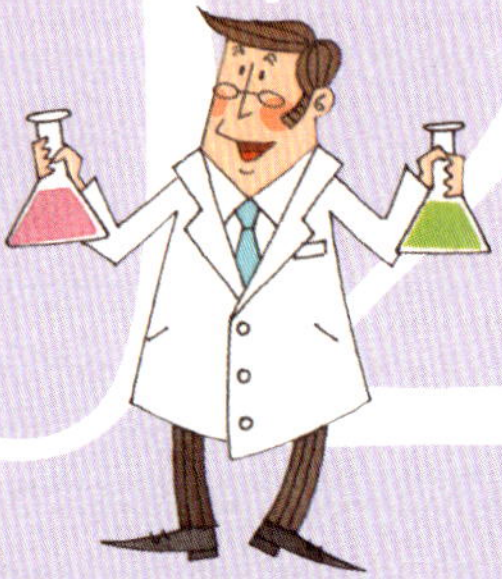

췌장암이란 무엇일까?

많은 사람들이 췌장암이라는 진단을 받으면 사형선고를 받았다고 여긴다. 그 이유는 무엇일까? 다른 암에 비해 증상과 징후가 매우 늦게 나타나기 때문에 암이 이미 상당히 진행한 상태에서 발견되는 탓에 완치가 쉽지 않다.

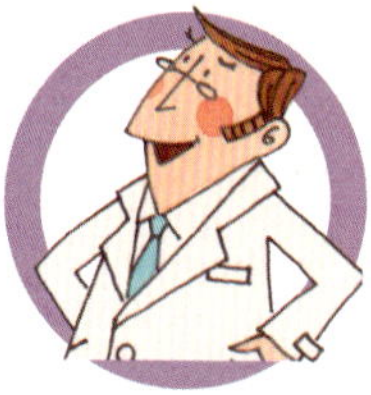

치료 성적이 좋지 않은 관선암

췌장암은 다른 암들에 비해 예후가 극히 불량한 암이다. 그래서 암 발생률이 종양 사망률에 가까울 정도로 치료 성적이 좋지 않다. 췌장은 복강의 뒤쪽 깊숙한 곳에 있어 진찰이 쉽지 않다.

췌장암의 완치를 위한 유일한 방법은 수술인데, 췌장암은 다른 암에 비해 증상과 징후가 매우 늦게 나타나기 때문에 조기 진단이 어려워, 진단 당시 수술 절제가 가능한 경우는 20~40% 정도에 불과하다.

또한 췌장 주변에 중요한 혈관이나 구조물들이 근접해 있어 암세포가 쉽게 퍼져 종양을 완전히 절제하기가 어려운 경우가 많은 것도 췌장암의 예후가 나쁜 원인 중 하나이다. 뿐만 아니라 췌장암 세포 자체는 악성 활성도가 매우 높기 때문에 간이나 복막에 쉽게 전이되기도 한다. 췌장암은 종양을 완전하게 절제해도 5년 이상의 장기 생존율은 약 20% 내외이다. 또한 절제가 불가능하다고 진단된 경우의 중앙 생존 기간(50%의 환자가 생존해 있는 시점)은 6개월 내외에 불과하다.

이런 이유로 대부분의 사람들은 췌장암 진단을 받으면 사형선고를 받았다고 생각한다. 그러나 분명 10명 중 2명 내외의 환자가 장기 생존을 한다는 점을 숙지하여 희망을 잃지 않고 치료에 적극 임하는 것이 중요하다.

완치까지는 아니더라도 2~3년 이상 큰 문제없이 일상생활을 해나가는 환자 또한 적지 않다. 또 한 가지 중요한 것은 이와 같은 불량한 치료 성적은 전형적인 췌장암(관선암)에 해당된다는 점이다.

절대 치료를 포기하지 마라

췌장암의 90% 이상은 췌관선암이다. 이것은 외분비에 관계된 세포, 특히 췌액이 흘러가는 췌관의 세포에서 발생하는 것으로, 흔히 췌장암이라고 하면 바로 췌관선암을 말한다.

췌장암 중에는 관선암이 아닌 여러 가지 다른 조직학적 유형이 있다. 대표적인 것으로는 췌장의 내분비 세포에서 발생하는 암인 췌내분비 종양이 있고, 넓은 범주의 췌장 종양이라 할 수 있는 장액성 낭성 종양, 점액성 낭성 종양, 췌관내 유두상 점액 종양 등이 있는데 이들은 예후가 매우 좋다. 그리고 설령 관선암이라 하여도 병기에 따라 예후에 차이가 많기 때문에 처음부터 치료를 포기해서는 안 된다.

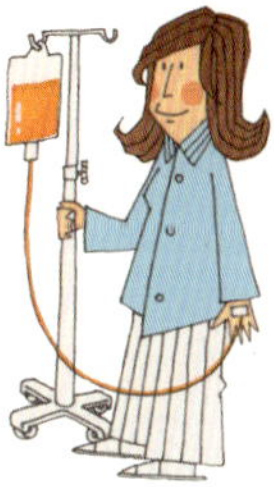

03

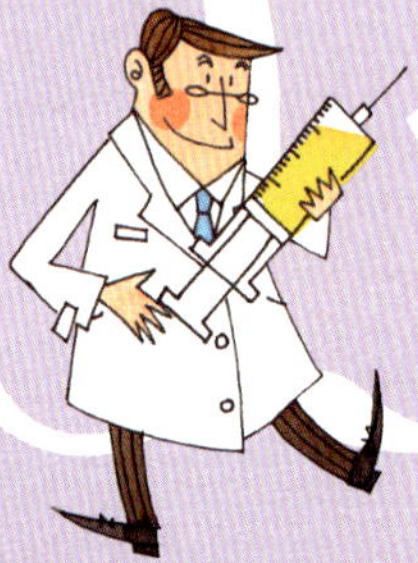

췌장암,
원인을 알고 예방하자

흡연이 주는 건강의 위험성은 췌장암에도 예외는 아니다. 비흡연자보다 흡연자가 췌장암에 걸릴 가능성은 2~10배나 높다. 이 외에 여러 가지 췌장암의 위험 요인과 관련 질환에 대한 연구가 진행되고 있다.

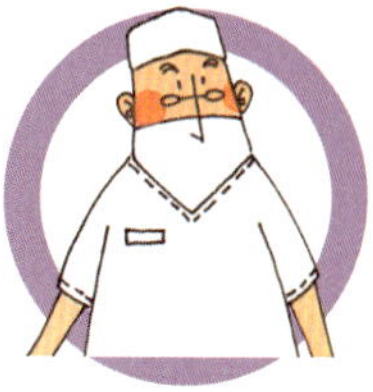

지금, 금연을 실천하자

현재까지 췌장암을 발생시키는 위험 요인 중 가장 확실한 것은 흡연이다. 담배 속에 들어 있는 수많은 발암물질 가운데 어떤 성분이 췌장암을 일으키는지에 대해서는 아직까지 명확하게 밝혀진 바는 없지만, 흡연자가 비흡연자보다 췌장암에 걸릴 가능성은 2~10배 정도 높은 것으로 알려졌으며, 미국암협회는 전체 췌장암 환자의 20~30%가 흡연 때문이라고 발표하기도 했다. 따라서 췌장암을 예방하려면 무엇보다 금연을 먼저 실행해야 한다.

이 외에 만성 췌장염과 당뇨병도 췌장암 발생의 위험 인자로 지목된다. 그러나 이 질환들은 흡연과 달리 췌장암을 일으키는 직접적인 원인이라고 말하기는 어렵다. 다만 췌장암과 어느 정도 연관이 있을 것으로 짐작한다. 그러므로 만성 췌장염이 있다면 정기적으로 진찰을 받아 췌장암의 발생 여부를 확인하는 것이 좋다.

당뇨병은 췌장암을 유발하기보다 췌장암의 결과로 당뇨병이 나타나는 경우가 많다. 그러므로 갑자기 당뇨 증세가 나타나거나 원래 당뇨병을 앓고 있는 환자의 당뇨 증세가 더욱 악화되었다면 췌장암의 발생 여부를 확인할 필요가 있다.

정기적인 건강검진을 생활화하자

췌장암의 또 다른 위험 요인으로는 유전성 췌장염이나 유전성 비용종성 대장암, 가족성 선종성 용종증 등의 유전성 질환이 있다. 전체 췌장암 환자 중 약 5~10%에서 유전적 소인이 영향을 끼친 것으로 알려져 있다. 유전성 소인으로 인한 췌장암은 가족에서의 췌장암 발생 환자의 수, 혈연 정도, 발병 연령 등에 따라 발생 위험이 달라진다.

보통, 가족 중에 췌장암 환자가 많을수록 혈연 정도가 가까울수록, 발생연령이 낮을수록 췌장암에 걸릴 가능성이 높다. 1대 친족에서 가족력이 있으면 일반인보다 췌장암에 걸릴 위험이 3~6배 정도 높고, 일생 동안 5% 정도의 췌장암 발생 위험도가 있다. 또한 1대 친족에서 2명 또는 3명 이상의 췌장암 환자가 있으면 친족 내 췌장암 환자가 1명만 있는 경우보다 췌장암 발생 가능성이 18~56배까지 높아지고, 일생 동안 췌장암 발생 위험도는 20% 정도로 증가한다. 따라서 유전적 소인이 있는 사람은 췌장암 발생 여부에 각별한 주의를 기울여야 한다.

이 밖에 췌장암의 위험 요인으로 음주, 유기용매와 같은 화학물질이나 방사선의 노출, 고지방 식이의 섭취, 비만 등이 있다. 그러므로 육류를 중심으로 하는 고지방 고칼로리 식이를 과일과 채소 중심의 식생활로 바꾸고, 금주를 실천하고 적당한 운동을 해야 한다.

그리고 용매제, 휘발유, 관련 물질 등의 화학물질에 많이 노출되는 직업에 종사하는 사람이라면 보호 장비를 착용하고 안전 수칙을 엄수하여 췌장암의 위험 요인인 화학물질과 방사선 물질에 대한 노출을 최대한 줄여야 한다.

마지막으로 췌장암을 조기에 발견하기 위해서는 정기적인 검사의 중요함을 잊지 말아야 한다. 특히 췌장암의 발생 위험이 높은 유전적 요인을 가진 사람이나 50세 이상의 고연령자, 흡연자 등 위험 인자에 장기간 노출된 사람은 복부 CT를 포함한 건강검진을 정기적으로 받아야 한다.

04

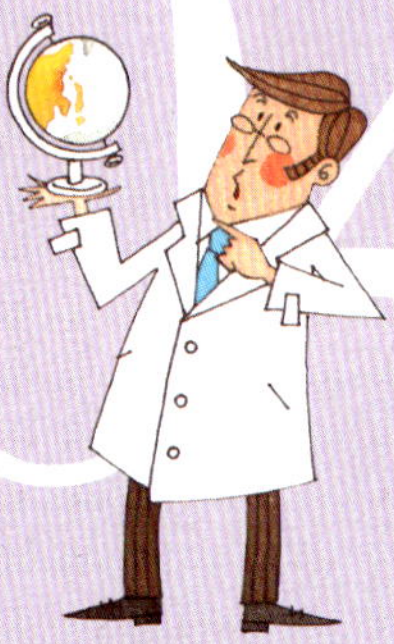

이럴 때 췌장암을 의심하자

췌장암은 여러 가지 증상을 나타내지만, 복부 통증 · 식욕 감퇴 등과 같은 흔한 증상만 나타나는 경우가 많아 무심코 지나치기 쉽다. 황달, 소화 장애와 더불어 뚜렷한 이유 없이 체중이 계속해서 감소한다면 즉시 검진을 받아 보아야 한다.

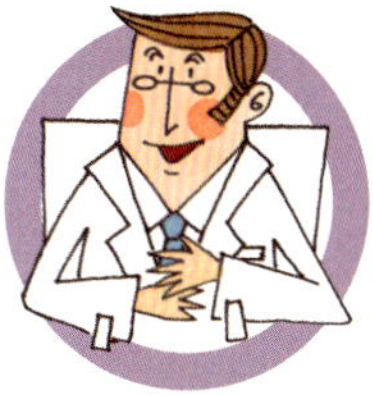

특징적인 증상이 없는 무서운 질병

췌장암은 초기에 특징적인 증상이 잘 나타나지 않는다. 실제로 췌장암에 걸린 환자들이 병원을 찾은 이유를 조사해 보면, 상복부와 등이 답답하다, 속이 불편하다, 혹은 식욕이 없다거나 하는 등의 막연한 내용들이 대부분이다. 그러나 환자들의 이 같은 호소는 췌장암 외에도 여러 질환에서 공통적으로 나타나는 것이기 때문에 이런 증상만으로 췌장암의 발생 여부를 알기는 매우 어렵다.

특징적이지는 않지만 췌장암에서 흔히 나타나는 증상으로는 복통, 체중 감소, 황달 등이 있고, 그 외에 식욕 저하와 소화장애, 전신 권태감, 헛구역, 구토, 설사, 변비 등이 같이 나타나기도 한다.

췌장암의 여러 가지 증상

복부 통증

대부분의 췌장암 환자에게 나타나는 가장 일반적인 증상이다. 그러나 복통은 다른 질환은 물론 일상생활 속에서도 워낙 흔한 증상이기 때문에 무심코 지나치는 경우가 많다.

췌장암으로 인한 복통은 암세포가 커지면서 복강 내에 있는 다른 장기와 신경을 압박하여 유발되는 것으로, 이러한 복통은 식사 후 또는 똑바로 누운 자세에서 더욱 심해지며 앉아서 무릎을 꿇는 자세를 취하면 통증이 잦아든다.

또한 처음에는 대부분 배 뒷부분이나 오른쪽 윗배에서 간헐적인 통증이 나타나지만, 시간이 지날수록 통증의 지속시간이 길어지며 등 쪽에서도 통증이 느껴지기도 한다.

황달

췌장의 머리 부분인 췌두부에 암이 생기면 담관이 눌려 좁아지고 이로 인해 담즙의 흐름이 막혀 혈액 내의 빌리루빈 수치가 높아지는데, 빌리루빈 수치가 높아지면 몸이나 눈 흰자위가 노랗게 되는 황달 증상이 일어난다. 이때에는 몸이 가려워지거나 소변 색이 진해지고 회색변을 볼 수 있다. 그러나 췌장암이 아닌 담도 결석이나 간염 때문으로도 황달이 발생할 수 있으므로 황달이 췌장암의 특징적인 증상이라고 할 수는 없다.

체중 감소

췌장에 암이 생기면 췌장액의 분비가 줄어들어 지방과 단백질의 흡수 장애가 일어날 수 있고, 복통이나 구토 등으로 식욕이 저하되어 체중이 감소한다. 따라서 뚜렷한 이유 없이 몇 달에 걸쳐 계속해서 체중이 감소한다면 췌장암도 의심해 보아야 한다.

소화 장애

췌장에 생긴 암 덩어리가 십이지장으로 흘러가는 소화액의 흐름을 막으면 지방을 비롯한 여러 영양분의 소화와 흡수에 문제가 생겨 변에 기름기가 많아진다. 대변이 물에 둥둥 떠 있거나 기름이 많은 지방변을 보면 췌장암 가능성이 있다.

당뇨병

갑자기 당뇨병이 발생하거나 기존에 있던 당뇨병이 악화되는 것도 췌장암의 한 증상이다. 다른 암과 마찬가지로 전신 무력감, 구토, 오심, 식욕 감퇴 등이 증상으로 나타날 수 있으며, 드물게 위장관 출혈, 우울증이나 정서 불안 등의 정신장애가 나타나기도 한다.

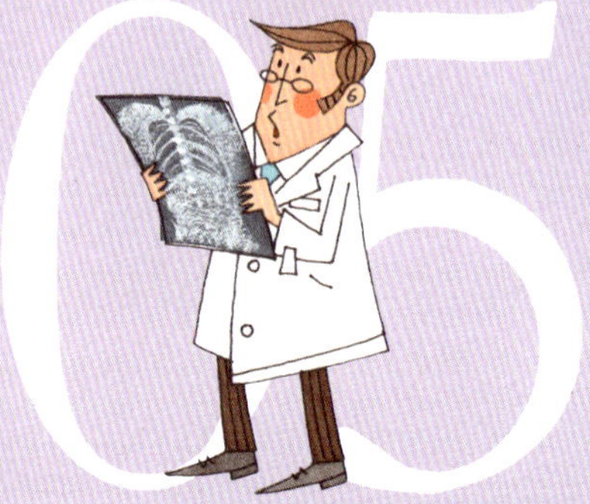

췌장암은 왜 조기 발견이 어려울까?

일반적인 건강진단만으로 췌장암을 발견하는 것은 쉬운 일이 아니다. 췌장이 워낙 인체의 깊숙한 곳에 자리하고 있기 때문이다. 소화기에 이상 징후가 느껴져 병원을 찾은 경우 제일 먼저 복부 초음파검사와 위장관 내시경검사 등을 실시한다.

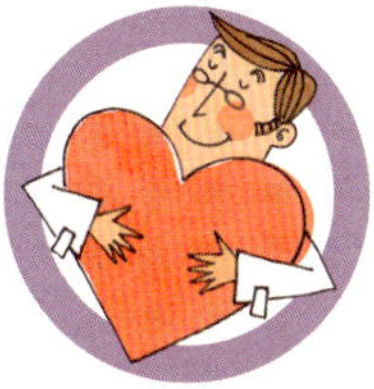

췌장암이 의심되는 유형

앞서 말했듯이 췌장암은 초기 증상이 거의 없고, 있다 해도 복통 등 흔히 지나칠 수 있는 증상이 대부분이기 때문에 자가 진단을 할 수 있는 방법은 없다고 해도 과언이 아니다. 그러므로 췌장암을 발견하기 위해서는 흔한 증상도 가벼이 여기지 않고 병원을 찾아 진단을 받아야 한다.

특히 췌장암을 의심하고 진단을 받아야 할 사람은 50세 이상의 연령층으로, 황달이 발생했거나 특별한 이유 없이 최근 평소 10% 이상의 급격한 체중 감소를 보인 경우, 원인을 잘 모르는 등과 상복부의 통증이 있을 때, 소화관 검사 결과 이상이 없음에도 지속되는 소화불량 및 지방변이 있을 때, 가족력이나 비만이 없는데도 갑자기 당뇨병이 나타나는 경우, 뚜렷한 원인 없이 췌장염이 반복적으로 발생하는 경우 등이다. 또한 50세 이상 흡연자에게 위와 같은 증상이 있다면 췌장암을 의심해 보고 정확한 진단을 받는 것이 좋다.

그러나 건강검진으로 췌장암을 조기에 발견하는 것은 쉽지 않다. 그 이유는 췌장이 워낙 인체의 깊숙한 곳에 있어 복부 초음파검사만으로는 췌장암을 발견하기가 어렵기 때문이다. 특히 복부 지방이 많거나 장에 가스가 많은 사람이라면 더욱 그렇다. 뿐만 아니라 1cm 이하의 췌장암은 CT 또는 내시경 초음파에서도 발견하기가 까다로워 췌장암의 조기 진단은 결코 쉽지 않다.

진단이 불확실한 경우

췌장암의 진단 과정은 다음과 같다.

복통 등의 막연한 소화기 증상으로 환자가 병원을 찾아오면 우선 증상이 위염, 위궤양, 담석 등 일반적 소화기 질환인지를 확인하기 위해 복부 초음파검사와 위장관 내시경검사 등을 실시한다.

이러한 검사로 췌장에 이상 소견이 관찰되는 경우, 혹은 비록 초음파에서는 명확한 이상이 확인되지 않아도 증상이나 혈액검사 결과 췌장이나 담도의 병이 의심될 경우에는 CT나 MRI 등을 시행한다. 의사의 판단에 따라 '내시경적 역행성 담췌 조영술'이라는 검사를 실시하는 경우도 있다. 내시경적 역행성 담췌 조영술은 내시경을 십이지장까지 도달하게 한 다음 췌관과 담관의 출구에 가느다란 관을 넣고 조영제를 주입하여 췌관과 담관의 모양을 조사하는 것이다. 이때에 췌액을 채취하여 세포 검사나 암 유전자 검사를 하기도 한다.

이상의 검사 결과 췌장암이 의심된다 하더라도 췌장의 종양은 외부에서 조직 검사를 시행하기 어려운 위치에 있는 경우가 많기 때문에 일반적으로 수술 전에 조직 검사를 하지는 않는다. 다만, 진단이 매우 불확실한 경우, 또는 수술 전 항암 화학요법 등의 치료를 위해 조직학적 확진이 반드시 필요한 경우에는 복벽을 통해 또는 초음파 내시경을 통한 침생검을 하기도 한다. 그러나 일반적으로 췌장암의 조직학적 확진은 수술한 후 수술 검체의 조직 검사를 통해 얻어진다.

췌장암의 진단 방법

혈액검사

흔히 '암검사'라고 불리는 것은 혈액을 통한 종양표지자 검사이다. 췌장암에 대한 종양표지자로 임상에서 사용하는 것은 CA 19-9, CEA 등인데 CA 19-9가 현재까지 나온 종양표지자 중 가장 우수하다. 췌장암이 발생한 경우에는 CA 19-9의 수치가 상승되어 있는 경우가 많다.

복부 초음파검사

복통, 황달, 체중 감소 등의 증상으로 췌장암 가능성이 있을 때에 1차적으로 시행하는 검사로 복부에 초음파를 투사하여 얻어지는 영상으로 진단하는 것이다.

검사 전에 일정한 시간 동안 공복을 유지하는 것 외에는 별도의 준비가 필요 없고, 검사 과정도 간단하며 고통이 없기 때문에 부담감 없이 검사에 임할 수 있다는 장점이 있으며, 비용도 저렴한 편이다.

그러나 췌장이 복부 깊숙이 자리 잡고 있기 때문에, 복강 내 가스가 많이 차 있거나 지방층이 두터울 경우에는 작은 크기의 췌장암은 발견하기 어렵다는 단점이 있으므로 췌장암이 의심되면 처음부터 CT를 시행하는 경우가 많다.

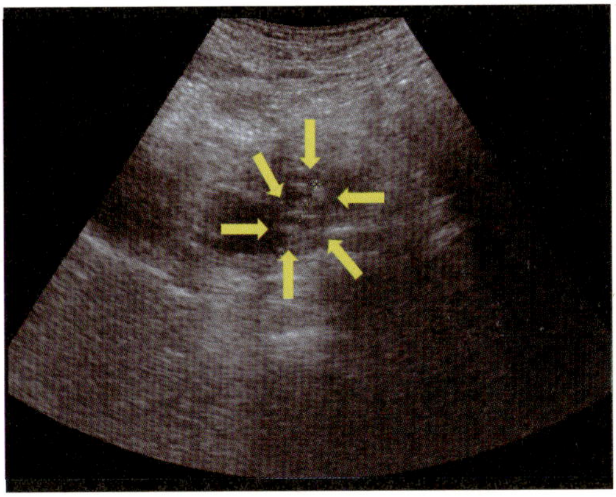

그림 6. 복부 초음파검사에서 관찰되는 췌장의 종양

전산화 단층촬영(CT)

췌장암을 진단하거나 수술 전에 정확한 병기를 결정하기 위해서 하는 필수적인 검사이다. 초음파검사에서 발견되지 않은 췌장암을 발견하는 경우가 많고, 최근에는 더욱 정밀한 영상을 얻을 수 있어 췌장암 진단과 절제 가능성을 결정하는 데 최적의 진단 방법이다.

간 전이, 림프절 전이 유무를 판단하고 주요 혈관 및 주위 조직 침범 여부도 확인할 수 있다.

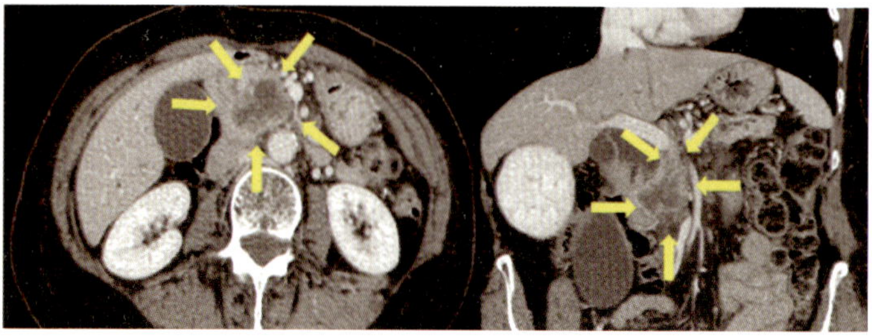

그림 7. 복부 CT 검사에서 관찰되는 췌장의 종양

자기 공명 영상(MRI)

자기장을 이용하여 인체의 각 부위로부터 신호를 받아 영상으로 재구성하는 검사이다. 신장 기능이 떨어져 있거나 요오드 조영제에 알레르기 반응이 있는 환자들의 병변을 파악하는 데 유용하다. 또한 간 전이의 발견이나, CT상 경계가 불분명한 종괴가 의심되는 경우와 췌장 관선암뿐만 아니라 다양한 낭성 종양을 감별하는 진단에도 큰 도움이 된다.

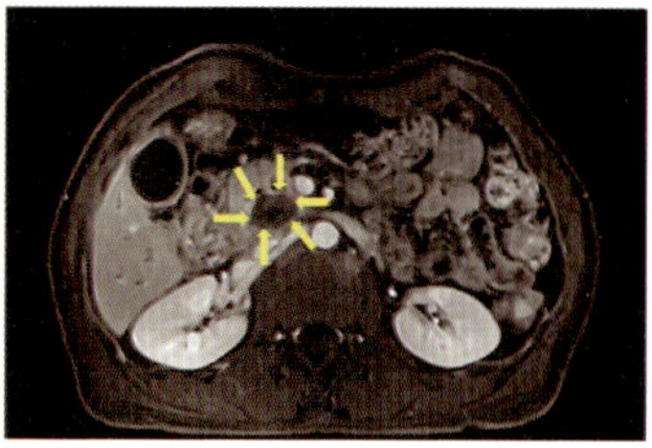

그림 8. 췌장 관선암의 MRI 소견

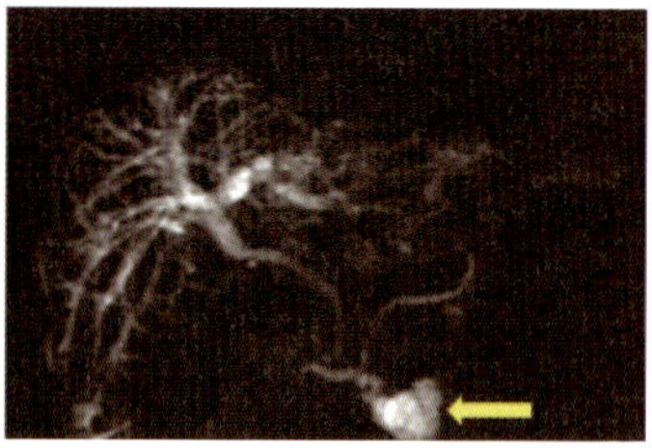

그림 9. 췌두부의 낭성 종양

내시경적 역행성 담췌 조영술

내시경을 이용한 검사 방법으로, 위내시경보다 조금 굵은 관을 입을 통해 위를 거쳐 십이지장까지 삽입한 후 췌관에 직접 조영제를 투입하여 췌관이 막히거나 좁아진 것 등을 관찰하는 검사이다. 췌관의 모양을 직접 관찰할 수 있고 필요한 경우 조직 검사를 시행할 수 있는 장점이 있으나, 췌장암을 직접 확인하기는 어려운 검사로, 실제로는 황달의 감소를 위한 수술 전 담도 배액관 삽입이나, 세포 검사 등을 위해 주로 시행하게 된다.

일반적인 위내시경보다 시술 시간이 길고 약간의 고통이 수반될 수 있어 보통 수면내시경으로 진행한다. 검사 전에는 일정 시간의 금식이 필요하다.

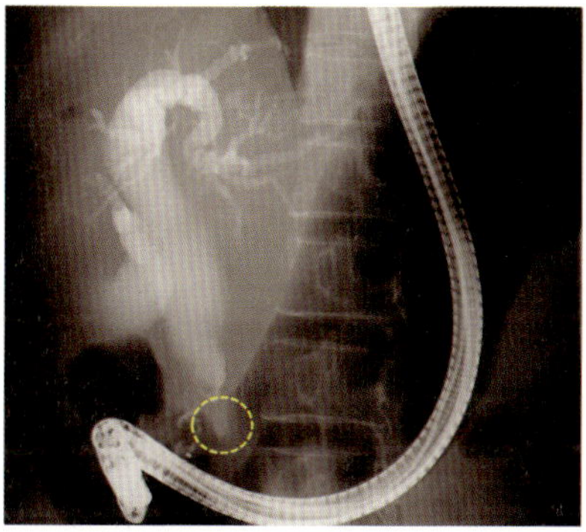

그림 10. 췌두부에 종양이 있는 경우 내시경적 역행성 담췌관 조영 검사에서 늘어난 담도가 관찰된다.

양전자 방출 단층촬영(PET)

췌장암의 병기를 결정하거나 치료 효과를 판정하고, 재발을 진단하고, 예후를 예측할 때 양전자 방출 단층촬영은 아직까지는 효용성 면에서 한계가 있으며 앞으로 많은 연구가 필요하다.

병변의 크기가 작은 초기암을 진단하는 것에는 크게 도움이 안 될 뿐만 아니라 염증이 있을 경우 병변의 악성 여부를 판단하기 어려운 경우가 많다. 국소 림프절 전이에 대해 PET가 CT보다 우수하지는 않으나, 간 전이를 포함하여 원격 전이에 대해서는 PET가 CT보다 정확하다는 보고가 있다.

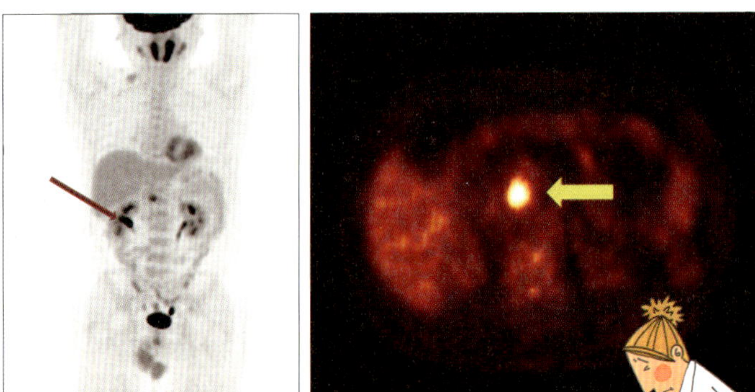

그림 11. PET 검사에서 관찰되는 췌장의 종양

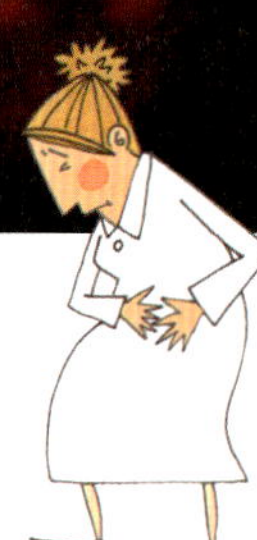

Hospital Memo

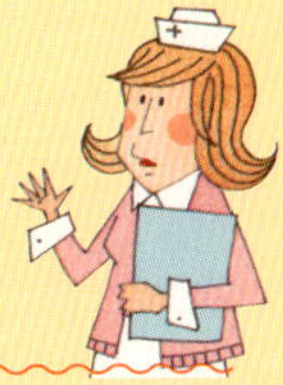

췌장에 생길 수 있는 여러 가지 질병

췌장에 발생할 수 있는 흔한 질병으로는 췌장염과 다양한 낭성(주머니 모양) 병변이 있다.

급성 췌장염은 여러 원인 때문에 췌장에 급성 염증이 발생하는 것으로 가벼운 복부 불편감에서 심한 괴사성 췌장염에 이르기까지 다양한 경과가 나타난다. 대부분은 금식 및 보존적 치료로 호전되지만 약 25%는 다양한 합병증이 발생하기도 하며 이 중 췌장이 녹아내리는 괴사성 췌장염으로 진행할 경우 사망률은 2~10%에 달한다.

만성 췌장염은 만성적인 췌장의 염증으로 소화효소 분비 등의 외분비 기능이 저하되고, 췌장의 섬유화가 진행되며 일부에서는 인슐린 분비 등의 내분비 기능의 비가역적인 장애가 초래되는 질환이다. 이러한 만성 췌장염은 당뇨병과 소화 흡수 장애를 일으킬 수 있으며, 췌장암의 원인이 되기도 한다.

낭성 병변 중 가장 흔한 것은 가성 낭종이며, 그 밖에 장액성 낭선종, 점액성 낭선종, 고형가유두상종, 췌관내 유두상점액종양 등의 양성 혹은 경계성 낭성 병변 등의 질병이 있다.

06

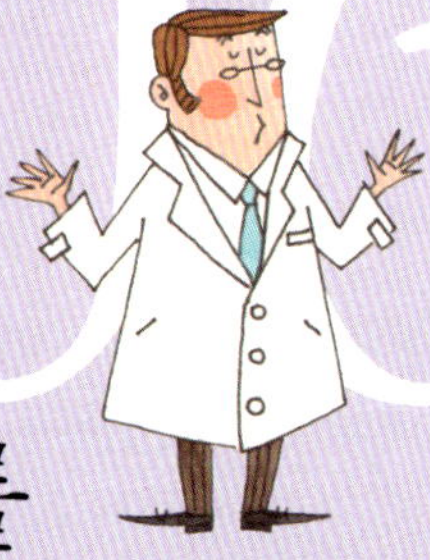

암의 진행 정도를 표현하는 병기

흔히 암 진단을 받으면 1기, 2기, 3기, 4기 등으로 진행 정도를 표현하는데 이것을 병기라고 한다. 종양이 췌장 내에 국한되어 있으면서 림프절 전이가 없는 경우가 1기, 췌장 외의 장기로 원격 전이가 있으면 4기이다.

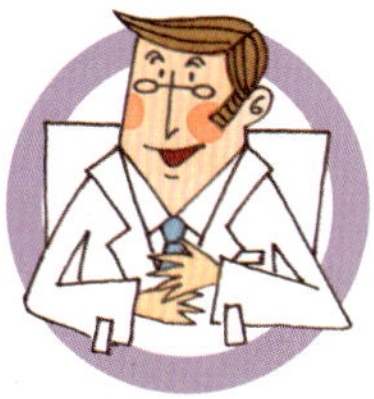

췌장암 병기는 어떻게 구분하나?

췌장암 역시 암이 어느 정도 진행되었는지를 병기로 표현한다. **또한 췌장암 병기는 수술 후 수술 검체를 통한 조직 검사 결과를 바탕으로 판단한다.**

조직 검사 결과 암이 췌장에만 국한되어 있고 전이가 없는 경우는 1기, 암이 주변 장기로 퍼져 있지만 주요 동맥 혈관 침범이 없는 경우는 2기, 암이 주요 동맥 혈관을 침범하여 국소적으로 진행하고 수술이 불가능한 경우는 3기, 암이 간·복막·폐 등 먼 장기로까지 전이한 경우는 4기로 분류한다.

통계적으로 보면 췌장암은 발견 당시 비교적 예후가 좋은 1기와 2기에 속하는 경우는 20% 미만으로 그리 많지 않다. 반면 3기인 경우는 약 35% 정도이며, 예후가 극히 불량한 4기가

45% 이상으로 가장 많다.

Hospital Memo

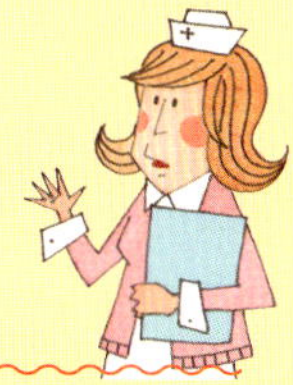

췌장암의 수술 시간과 입원 기간은?

췌장암의 병변 위치에 따라 수술 방법은 달라지지만, 병변이 췌장 두부에 위치한 췌장암 수술은 보통 6~7시간 정도 걸리며, 췌장 체부나 미부에 발생한 췌장암 수술은 약 3~4시간 정도 걸린다.
췌장암 병변의 위치에 따라 차이가 있지만 일반적으로 수술 후 2~3주 정도 입원하여 치료를 받아야 한다. 수술 범위와 내용에 따라 차이가 있지만 일반적으로 수술 후 3~4일이 지나면 물을 마실 수 있고, 일주일 정도 지나면 죽을 먹을 수 있다.
췌장 수술의 특성상 크고 작은 합병증이 생기는 경우는 흔하지만, 잘 치료하면 수술 후 2~3주 정도 지나면 퇴원한다.

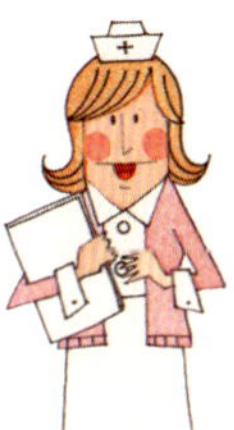

07

췌장암 병기에 따라 달라지는 치료 방법

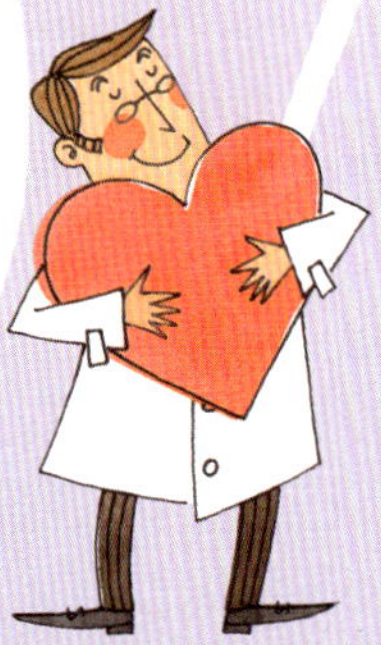

췌장암 진단을 받았다고 해서 절망에 빠질 이유는 없다. 췌장암 1기와 2기는 수술이 가능하여 완치를 기대할 수도 있고, 5년 생존율도 3기와 4기에 비해 월등히 높다.

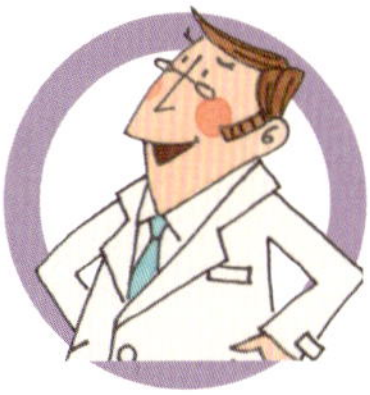

췌장암의 여러 가지 치료 방법

췌장암 1기와 2기는 근치적 절제가 가능하므로 우선적으로 수술을 시행하고, 보조적으로 수술 후 방사선치료와 전신 항암 화학요법을 한다. 그러나 최근에는 이 순서를 바꿔서 수술 전에 보조적 방사선, 항암 화학요법을 시행한 후 반응에 따라 수술 여부를 결정하기도 한다. 이처럼 수술이 가능한 경우는 드물지만 완치를 기대할 수도 있으며, 5년 생존율도 췌장암 3기와 4기에 비해 상대적으로 훨씬 높은 편이다.

반면 췌장암 3, 4기는 기본적으로 근치적 절제 수술이 불가능하다. 3기 췌장암은 복강 내 주요 혈관에 침습이 있는 상태로 간혹 수술이 가능하기도 하지만, 수술로 암을 모두 절제했다고 생각하는 경우에도 현미경을 통해 살펴보면 절제연을 포함한 주위 조직에 암세포가 남아 있는 경우가 많다.

따라서 수술 전에 실시한 검사에서 수술로 암세포를 완전하게 제거하기가 어렵다는 판단이 서면 항암 화학요법을 시행하게 된다.

마지막으로 췌장암 4기는 원발 부위에서 멀리 떨어진 장기에까지 전이되어 있는 상태를 말한다. 그러므로 암세포를 제거하기 위한 수술이 불가능하며 완치 역시 기대하기 어려워서 완치를 위한 치료보다는 환자의 생명을 연장시키고 고통을 줄여주는 치료를 한다.

또한 진행된 암 때문에 담도나 십이지장이 폐쇄되어 황달이 생기거나 음식을 섭취할 수 없게 되면 증상 완화를 위한 고식적 수술, 즉 담도 소장 문합술, 위공장 문합술 등을 시행하거나 내시경을 통한 담도 배액술, 십이지장 스텐트 삽입술 등을 시행할 수 있다. 그리고 암세포에 대해서는 전신 화학요법을 선택하여 치료한다.

Hospital Memo

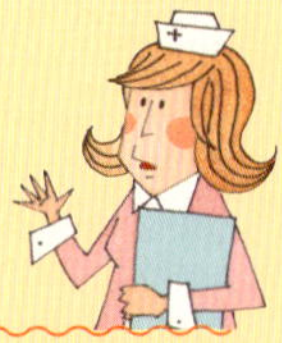

수술이 가능한 환자와 불가능한 환자

병기별 치료 방법에서 설명한 바와 같이 췌장암 3기와 4기는 수술이 원칙적으로 불가능하다. 즉 췌장 외에 간, 폐 등 복강 내외의 장기에 원격 전이가 있는 경우, 췌장과 인접한 주요 혈관, 특히 상장간막동맥, 복강동맥 등에 침윤이 있는 경우, 심한 림프절 전이가 있는 경우 등에는 췌장암을 절제할 수 없거나 절제해도 무의미하다.

이러한 소견들은 수술 전하고 검사, 즉 CT나 내시경 초음파, MRI, PET 등의 검사로 확인한다. 그러나 이러한 검사로도 확인이 안 되는 작은 전이 병변들이 있을 수 있는데, 이러한 병변은 수술을 위해 개복을 해야 발견되기도 한다. 이와 같이 수술 전 검사에서 전이 상태가 나타나지 않아 수술하려고 개복한 후에야 전이가 확인되는 경우에는 조직 검사 등에 필요한 조직만을 채취하는 것으로 수술을 종료항암 화학요법을 비롯한 다른 치료 방법을 선택한다. 경우에 따라 이런 불필요한 개복을 피하기 위해 먼저 복강경을 통해 복강과 간 등에 전이 병소가 없는지를 확인한 후 개복하여 수술을 진행하기도 한다.

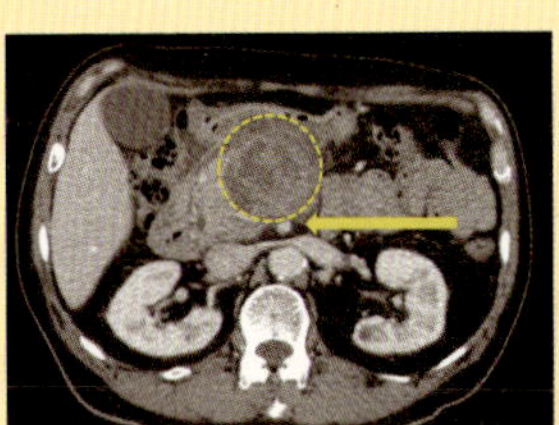

그림 12. 췌장암이 주요 혈관을 침범한 경우

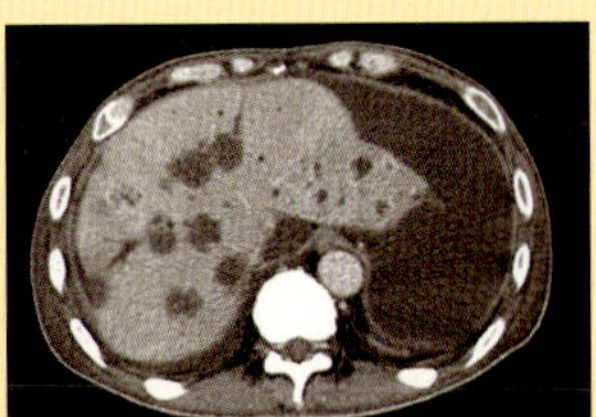

그림 13. 다발성 간 전이와 악성 복수가 있는 경우

08

췌장암 수술이 까다로운 이유

췌장암 1기와 2기 수술은 암세포 크기와 종양 위치에 따라 수술 범위가 달라지기는 하지만 어느 것도 결코 쉽지 않다. 하지만 췌장암의 수술로 인한 사망률은 2% 미만으로 상당히 낮으며, 앞으로도 계속 줄어들 것이다.

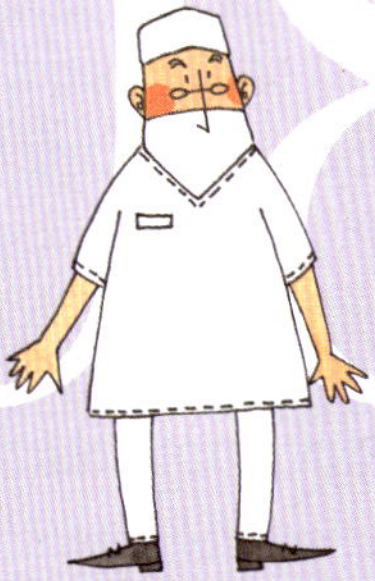

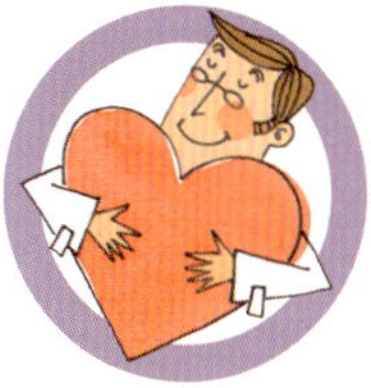

복강 내 가장 힘든 수술

암이 췌장에 국한된 경우인 췌장암 1기와, 림프절 전이가 있긴 하지만 절제 가능한 췌장암 2기에서 시행하는 췌장암 절제술은 췌장의 일부분이나 전체, 또는 주변 조직을 함께 절제하는 것이다. 이때 암세포 크기는 물론 종양이 췌장의 어느 부분에 위치하며 어디까지 침범해 있느냐에 따라 절제하는 범위가 달라진다.

보통 췌장의 머리 부분, 즉 췌두부에 암이 발생한 경우에는 췌두부와 십이지장·소장의 일부·위의 하부·총담관의 일부·담낭을 절제하며, 절제 후 소장을 남은 췌장·담관과 위의 근위부에 연결한다. 이러한 수술을 '휘플 수술(췌십이지장 절제술)'이라고 하며, 위와 유문(위에서 십이지장으로 이행되는 부위)을 보존하는 경우 '유문보존 췌십이지장 절제술'이라고 부른다.

반면 췌장의 체부나 미부에 암이 발생한 경우에는 췌체부와 비장을 포함하는 췌미부를 모두 절제하는 '원위 췌절제술'을 시행한다.

또한 췌장암이 췌장에 광범위한 침윤의 양상을 보이는 경우에는 췌장을 전부 절제하고 소장의 일부, 위의 일부, 담관, 담낭, 비장, 주변의 림프절까지 절제해 내는 '췌전절제술'을 시행하기도 한다.

이러한 췌장암 수술은 결코 쉽지 않다. 특히 췌두부를 절제하는 수술은 췌두부, 십이지장, 담도 등이 모이는 중심부를 절제하는 것이기도 하고, 위장관과 간 등 복강 내 주요 장기로 혈액을 공급하는 주요 동맥과 정맥이 얽혀 있는 부위라서, 수술이 매우 복잡하고 까다롭기 때문에 복강 내에서 시행하는 수술 중 가장 힘든 수술의 대명사로 불린다.

췌장 수술 후 합병증이 많은 이유

또한 췌장은 음식을 소화시키는, 즉 녹여 버리는 소화액이 나오는 장기이기 때문에 췌장에 칼을 대거나 일부 절제를 하면 아무리 정교하게 췌장을 소장에 연결하거나 봉합을 하더라도 봉합한 실 틈새로 췌장액이 미량이나마 새어나올 수 있다. 그리고 새어나온 췌장액은 주위 조직을 음식물과 구별하지 못하고 녹이는 성질이 있어 췌장과 소장을 연결한 부위가 잘 치유되지 못하는 경우가 적지 않다.

물론 대부분의 경우에는 췌장액에 어느 정도 노출되어도 자가 치유력으로 극복할 수 있지만 일부는 췌장액으로 인해 연결 부위가 벌어지고 주위에 심한 염증을 일으켜 패혈증이나 대량 출혈을 일으키는 경우도 있다. 그러므로 의사는 이러한 문제에 대비하며 필요시에 적절히 치료하는 것이 매우 중요하다.

췌장암의 수술적 절제술

휘플 수술

'췌십이지장 절제술'이라고 한다. 췌장의 머리 부분인 췌두부에 암이 발생한 경우에 사용하는 방법으로 췌장 전부를 절제하지 않고 췌장의 머리 부분과 십이지장 전체, 위의 일부, 담낭, 총담관의 일부를 절제한 후에 재건술을 통해 소장을 남은 췌장, 담관과 위의 근위부에 문합(연결)한다. 이 경우 수술 후에도 남아 있는 췌장의 일부가 인슐린과 소화효소 분비 기능을 수행할 수 있다는 장점이 있다. 다른 부위는 기존 수술과 동일하지만 위와 유문을 보존하는 수술을 '유문보존 췌십이지장 절제술'이라고 한다.

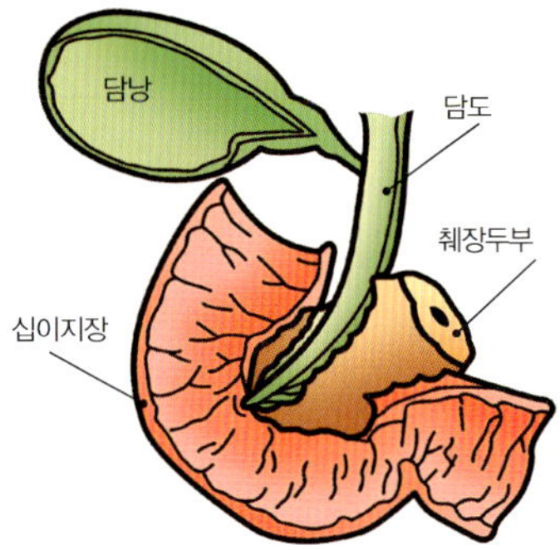

그림 14. 유문보존 췌십이지장 절제술 시 절제 부위

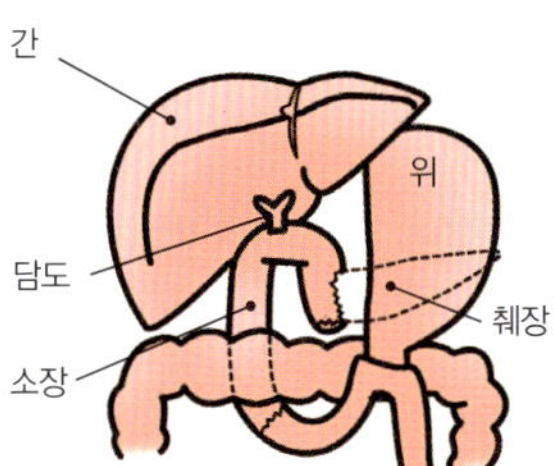

그림 15. 유문보존 췌십이지장 절제술 시행 후 재건 모습

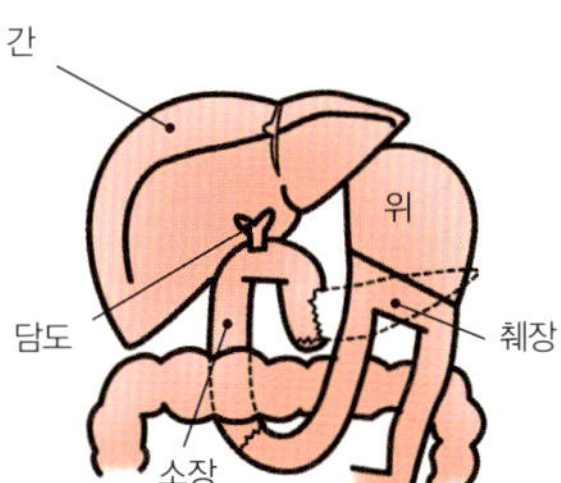

그림 16. 췌십이지장 절제술 시행 후 재건 모습

원위 췌절제술

병변이 췌장 몸통이나 꼬리 부분에 있을 때 췌장의 머리 부분을 남겨 놓고 췌체부와 췌미부를 절제하는 수술이다. 양성 종양이거나 여러 가지 의학적인 이유로 비장을 보존해야 하는 경우에는 드물게 비장 보존 원위 췌절제술을 시행하기도 한다.

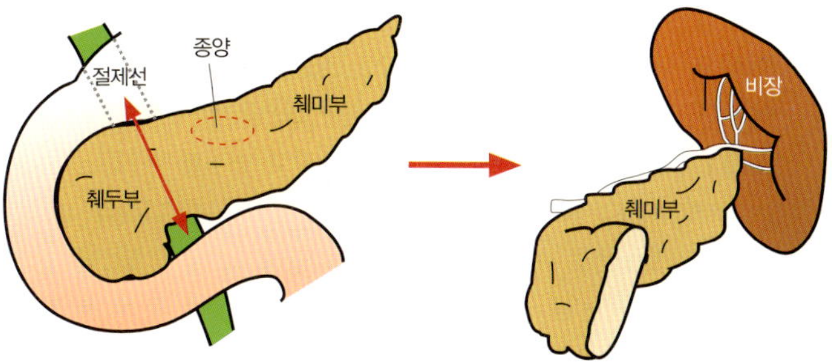

그림 17. 원위 췌절제술 시 절제 부위

췌전절제술

휘플 수술과 달리 췌장의 전부를 절제하며 그 외에도 소장의 일부, 위의 일부, 담관, 담낭, 비장, 주변의 림프절까지 절제해 내는 수술이다. 췌장의 전부를 잘라내는 수술이기 때문에 수술 후에는 췌장의 인슐린 분비 기능이 사라지므로 평생 인슐린 주사를 맞아야 한다.

Hospital Memo

전체 췌장암 환자 중 수술이 가능한 환자의 비율

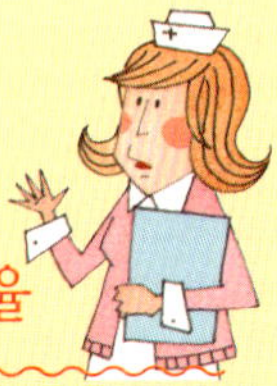

조기 발견이 힘든 췌장암은 수술이 가능한 환자가 전체 췌장암 환자 중 약 20~40% 정도로 다른 암에 비해 상대적으로 적다. 이는 다른 말로 하면 1, 2기에 발견되는 췌장암 환자가 그만큼 적다는 이야기다. 그러나 수술 전 진단 등을 포함한 기술의 발달로 보다 조기에 진단되는 환자의 비율이 증가하고 있으며, 외과 술기 및 항암 화학요법의 발달로 과거에는 절제 수술이 불가능하다고 여겨졌던 환자도, 최근에는 절제가 가능해지는 등 의학적 성과가 나날이 발전하고 있어 절제 가능한 환자의 비율은 차츰 증가하는 추세이다.

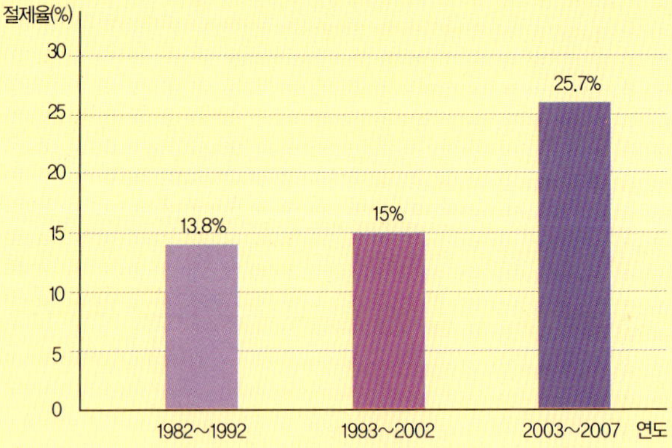

그림 18. 시간의 흐름에 따른 췌장암 절제율의 변화(서울대학교병원 외과, 2008)

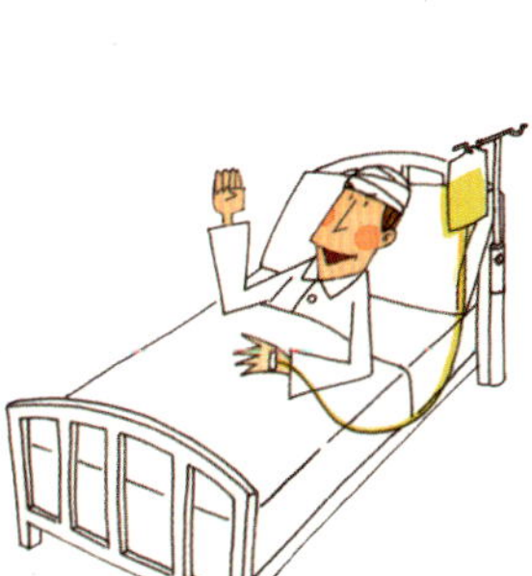

09

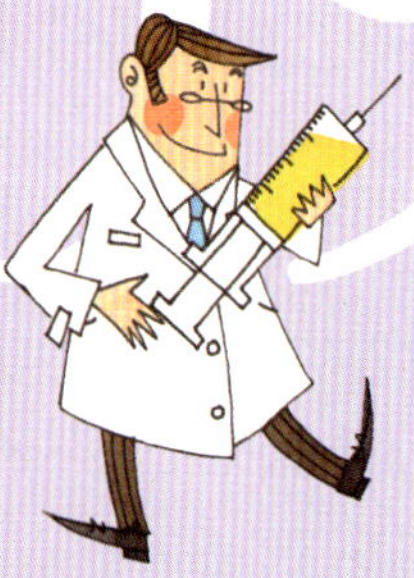

수술 후 합병증 치료에 최선을 다하자

췌장암 수술은 다른 수술에 비해 단기적 · 장기적 합병증의 발생률이 높다. 하지만 시간이 지나면 호전되기도 하고, 적절한 치료만 이루어진다면 크게 문제가 없으므로 합병증에 대한 걱정을 미리 할 필요는 없다.

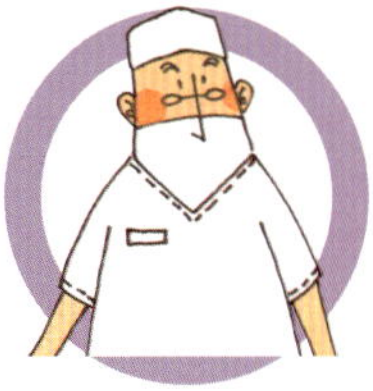

합병증 발생이 높은 췌장암

췌장암 수술은 수술 자체가 어렵고 사망을 초래할 수 있는 조기 합병증의 발생률이 높을 뿐만 아니라 췌장 자체가 가지고 있는 내분비, 외분비 소화 기능의 중요성으로 인해 다른 부위의 수술에 비하여 당뇨·만성 소화불량 등의 장기적 합병증의 발생률도 매우 높다. 따라서 수술이 성공적으로 이루어진 후에도 합병증에 대해 적절한 대처를 해야 한다.

가장 위험한 합병증은 역시 췌장루이다. 췌장루란 췌장액이 췌장관 밖으로 흘러나오는 것으로, 새어나온 췌장액은 주변 조직이나 장기를 손상시킨다. 실제로 수술 경험이 많은 병원에서도 10% 내외의 환자에서 췌장루가 발생한다. 대부분은 시간이 지나면 췌장액이 흘러나오는 길이 저절로 아물지만 심한 췌장루는

패혈증이나 대량 출혈 등 심각한 합병증으로 발전하기도 한다.

또한 췌장암 수술 후에는 췌장의 절제로 인해 소화 기능이 감소하고 내분비 호르몬, 특히 인슐린 분비가 감소하여 당뇨병이 발생할 수 있다.

안타깝게도 췌장은 간과 달리 재생 기능이 없을 뿐 아니라, 오히려 절제 후에 남아 있는 췌장이 위축되기도 한다. 때문에 췌장이 담당하던 소화 기능이 저하되어 소화불량, 잦은 설사, 지방변이 생기고 식사를 해도 소화 흡수가 효율적으로 이루어지지 않아 체중이 늘지 않으며 영양 상태가 불량해지기도 한다.

그러나 적절한 소화제의 도움을 받으면 소화불량은 세월이 흐를수록 호전되며, 수술 후 1~2년까지 계속하여 소화제의 도움을 받는 환자는 드물다. 그러므로 환자들은 소화불량에 대해 크게 우려하지 않아도 된다.

치료에 최선을 다하자

정상 췌장이라면 전체 부피의 약 20%만 남아 있어도 당뇨병을 우려할 필요가 없으나, 췌장암 수술을 한 췌장은 췌장의 50% 이상이 남아 있어도 당뇨병이 생길 수 있다. 당뇨병이 없던 환자에게 수술 후 당뇨 전 단계인 내당성 감소나 당뇨가 새로 발생하는 경우는 10~20% 정도이다. 하지만 이런 경우에도 대개는 식이요법이나 경구용 당뇨약을 복용하면 해결되고 인슐린 주사를 맞는 경우는 드물다. 따라서 이 역시 미리 걱정하기보다는 상황에 맞게 대처하는 것이 중요하다.

요약하자면 췌장암 수술 후 어느 정도의 합병증 발생을 막을 수는 없지만 적절한 대처만 이루어진다면 대부분은 크게 문제가 없고, 췌장암이 재발하지만 않는다면 일상생활을 하는 데에도 무리가 없어 질 높은 삶을 유지할 수 있으므로 합병증을 걱정하기보다는 췌장암 치료에 최선을 다해야 한다.

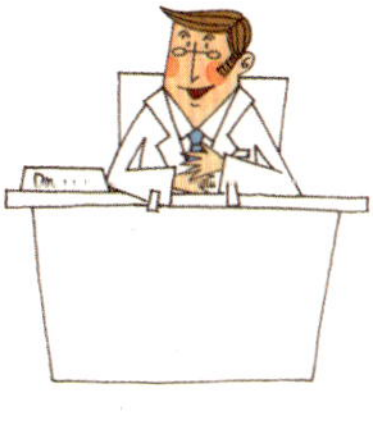

10

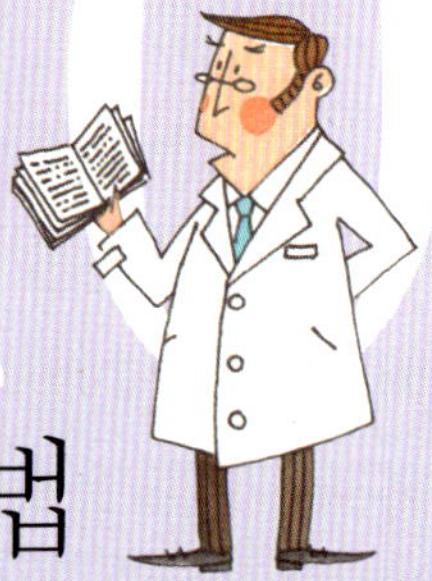

수술 외의 치료 방법

수술이 불가능하다는 판정을 받으면 항암 화학요법이나 방사선치료를 시행한다. 암의 진행과 전이를 막아 생존율을 높이고 고통을 줄여 삶의 질을 높이는 것이 치료의 목표다. 대체 의학이나 자연치료, 한의학 등의 치료는 아직까지 검증되지 않은 방법이다.

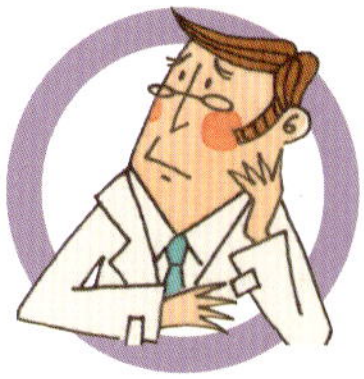

수술이 불가능한 환자라도 항암 화학요법, 방사선치료 시도해야

다른 암과 마찬가지로 췌장암도 수술 이외에 항암 화학요법이나 방사선치료를 할 수 있다. 그러나 아직까지 췌장암의 완치를 기대할 수 있는 치료 방법은 안타깝게도 수술밖에 없다.

항암 화학요법이나 방사선치료는 보조적인 의미의 치료이며 수술이 불가능한 환자에게 완치보다는 암세포를 어느 정도 죽이면서 진행과 전이를 막아 생존율을 높이고 고통을 줄이는 등 환자의 삶의 질을 높여주는 데 목표를 둔다.

항암 화학요법은 전신 치료로, 약물을 이용하여 암세포가 자라는 것을 막거나 죽이는 치료 방법으로 이 치료는 환자에 따라 항암제 종류와 조합이 다르며 항암제는 경구로 투여할 수도 있고 정맥으로 주사할 수도 있다.

항암제 종류에 따라, 혹은 환자 개인의 약물에 대한 감수성에 따라 부작용이 다른데 일반적으로 크게 급성 부작용과 만성 부작용으로 나눈다. 급성 부작용에는 탈모, 손톱의 변화, 감염, 빈혈, 출혈, 오심과 구토, 설사나 변비, 구내염, 그 밖에 일반 증상이 나타날 수 있고, 만성 부작용으로는 체중 증가, 심장질환 등이 있을 수 있다.

그러나 항암 화학요법으로 인한 부작용은 치료 과정이 끝나면 대부분 사라지고, 치료 도중에도 담당 의사와 상의하여 부작용으로 인한 불편을 감소시키는 약물을 복용하거나 치료 용량을 조절할 수도 있다. 항암 화학요법은 방사선치료와 병행하여 사용하기도 한다.

암이 발생한 부위에 방사선을 쪼여 암세포를 파괴하는 방사선치료는 항암 치료와 비교하면 부작용이 적은 편이다. 비교적 다량의 방사선을 조사한 경우 급성으로 나타나는 오심, 구토, 복통, 권태감, 피로감, 체중 감소, 피부 발적 등의 부작용이 생길 수 있으며, 이러한 부작용은 대부분 치료 종료 후 2~4주 만에 사라진다.

그리고 만성 부작용으로는 위장관 출혈, 십이지장 궤양, 소장 폐색 등이 나타날 수 있는데 이 역시 적절한 대처가 이루어진다면 크게 걱정할 필요가 없다. 또한 부작용으로 인한 고통이 심하면 항암 화학요법 때와 마찬가지로 의사와 상의하여 고통이나 불편을 감소시키는 처방을 받으면 된다.

검증되지 않은 치료 방법은 금물

환자와 보호자들이 대체 의학이나 자연치료, 한의학 등의 치료 방법에 대해 고민하면서 질문해 오는 경우가 많은데, 이러한 치료 방법들은 아직까지 검증되지 않은 방법이므로 췌장암의 치료 방법으로 선택해서는 안 된다.

대체 의학이나 자연치료, 한의학 등의 치료 방법을 선택하면 자칫 환자가 적절한 치료 시기를 놓칠 수도 있으며, 전신 상태가 오히려 악화되는 경우도 있으므로 위험하다. 그뿐만 아니라 신체적·정신적으로 힘든 환자와 보호자에게 경제적인 부담만 가중시켜 고통을 늘리는 경우도 많다.

11

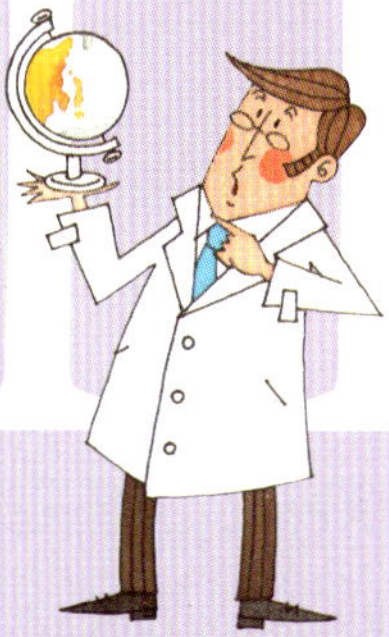

궁금한 췌장암 완치율

우리나라 전체 췌장암의 5년 이상 장기 생존율은 5~10%이고, 절제 수술 후 장기 생존율은 15~20%이다. 하지만 이것은 치료 당시 병기에 따라 적지 않은 차이가 있다. 초기에 발견하고 적절한 치료를 받으면 췌장암도 좋은 결과를 얻을 수 있으므로 희망을 잃지 않고 치료에 임하는 자세가 가장 중요한 완치의 비결이다.

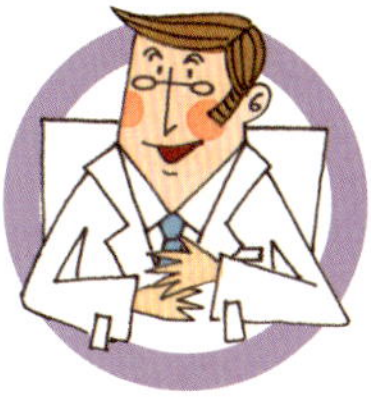

췌장암의 생존율이 낮은 이유

암의 완치율은 장기 생존율로 표현한다.

췌장암은 수술 절제가 불가능하다면 사실상 장기 생존은 기대하기 어렵다. 수술이 불가능한 경우에는 중앙 생존 기간이 6개월에 불과하며, 근치적 절제술이 이루어진 경우에도 5년 이상 장기 생존율이 15~20% 정도로 그리 높은 수치는 아니다.

이는 국내 유수 병원의 데이터를 종합한 결과로, 병원마다 약간의 차이가 있으나 그것은 치료 수준의 차이가 아니라 절제 대상 선정의 차이 때문에 생기는 것이다. 즉 절제 대상 환자를 엄정하게 결정하면 절제받는 환자가 줄어드는 대신 생존율이 다소 높아지고, 상태가 좋지 않거나 심한 환자를 적극적으로 절제하면 생존율이 저조해진다. 때문에 전체적으로 볼 때 췌장암 환자 10명 중 2명 내외가 5년 이상 장기 생존한다고 볼 수 있다.

이렇게 생존율이 낮은 이유는 앞에서도 여러 차례 언급했지만 췌장암의 조기 발견이 어렵기 때문이다. 췌장암 1기에 속하는 환자들은 50% 이상의 생존율을 보이지만 조기에 발견하는 환자가 적기 때문에 생존율이 높지 않은 것이다.

이러한 이유로 많은 사람들이 췌장암이라는 진단을 받으면 사형선고를 받았다고 생각한다. 그러나 분명 전체 췌장암 환자 중 20%, 즉 10명 중 2명 내외의 환자는 장기 생존하며 병기에 따라서는 생존율이 더 높아지기 때문에 희망을 잃지 않고 치료에 적극 임하는 것이 중요하다.

의사를 믿고 치료에 최선을 다한다

실제로 이러한 불량한 치료 성적은 전형적인 췌장암(관선암)에 해당하는 것이고 관선암이 아닌 여러 가지 다른 조직학적 유형의 췌장암은 췌관선암에 비해서는 상대적으로 예후가 좋다. 또한 전형적인 췌장암인 관선암이라 해도 다 같은 것은 아니어서 병기에 따라, 세포 분화도에 따라 40~50% 장기 생존이 가능하기도 하다. 이처럼 모든 췌장암의 예후가 나쁜 것만은 아니므로 치료를 처음부터 포기해서는 절대 안 된다.

더불어 완치까지는 아니더라도 치료받고 2~3년 이상 잘 생존하는 환자가 절반 가까이 이른다. 단, 그것은 의사의 권고대로 얼마나 열심히 치료를 받느냐에 달려 있다.

그러므로 환자는 췌장암 진단을 받았으니 죽는다고 생각하여 수술이나 치료를 포기하거나, 의사의 말을 따르는 대신 대체 의학이나 민간요법 등에 눈을 돌려 치료 시기를 놓치는 우를 범하지 말고 의사의 권고를 착실히 따라서 치료에 최선의 자세로 임해야 한다. 희망과 기적은 그 가운데서 생기는 것임을 명심해야 한다.

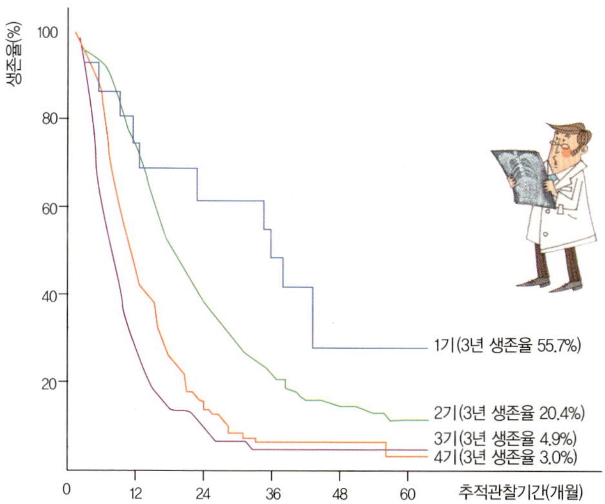

그림 19. 췌장암 환자의 생존율(서울대학교병원 외과, 2012)

12

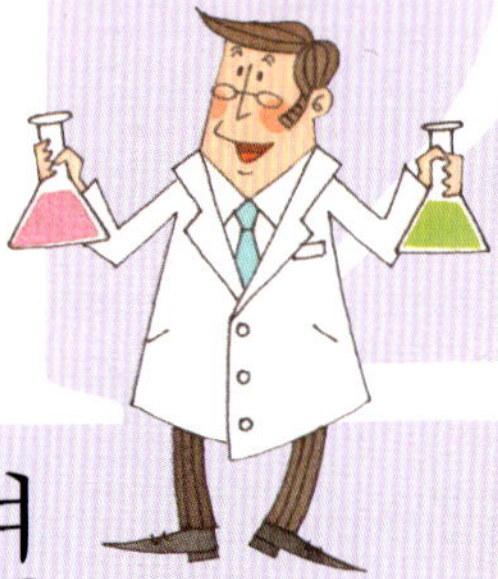

췌장암, 재발하면 어떻게 하나?

췌장암 재발률은 다른 암에 비해 매우 높은 편이다. 췌장암이 재발하면 주로 항암 화학요법을 시행하고, 재발암 때문에 발생하는 증상을 완화하기 위해서는 여러 가지 고식적(완화적) 치료를 시행한다.

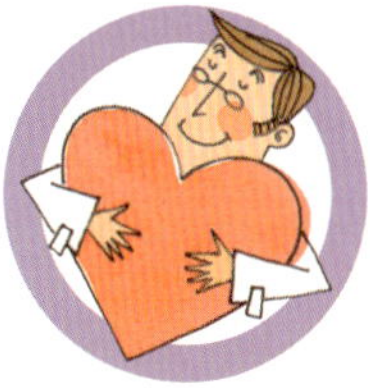

췌장암, 재발하면 어떻게 하나?

췌장암은 근치적 절제술을 한 다음에도 80~90%가 재발할 정도로 재발률이 매우 높다. 이 중 국소 재발이 50~80%, 원격 전이가 약 80% 정도이다. 또한 다른 암에 비해 상대적으로 재발이 빨리 일어나는 편이며, 재발하지 않고 5년 이상 생존해 일반적으로 암이 완치됐다고 판단하는 시기에도 안심할 수 없다. 드물지만 5년이 지난 이후에도 췌장암이 재발되는 경우가 있기 때문이다.

췌장암의 재발을 막을 수 있는 근본적인 방법은 없다. 의학적으로는 췌장암 재발을 막기 위해 항암 화학요법이나 방사선 치료 등을 보조적으로 시행하는데 이러한 치료가 끝난 후에도 재발을 조기에 발견하기 위해 정기적으로 추적 검사를 한다.

간 전이를 줄이기 위한 간 동맥이나 문맥을 통한 관류 요법, 수술 중 방사선치료, 간에 대한 예방적 방사선요법 등이 시도되기도 했었지만 그 효과에 대해서는 아직도 논란이 있다.

문제는 이러한 노력에도 불구하고 재발하는 경우가 많다는 것이다. 그러므로 만약 췌장암이 재발한다면 다시 최선을 다해 치료하는 것이 해답이라고 말할 수밖에 없다.

췌장암이 재발하면 환자의 전신 상태가 괜찮을 경우에는 항암 화학요법을 고려하고, 그 외에 증상이 나타나면 증상을 줄이기 위해 영상의학과의 중재적 시술이나 소화기 내시경을 통해 고식적 또는 완화적 치료를 시행할 수 있다.

Hospital Memo

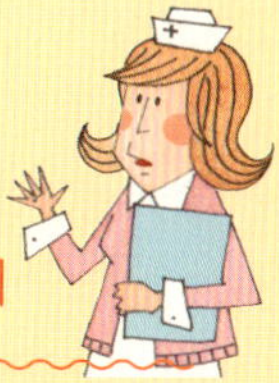

췌장암 치료에 가장 중요한 포인트 세 가지

❶ 췌장암은 경험 있는 췌장 세부 전공 의사에게 상담하고 치료받는 것이 중요하다.

❷ 치료에 대해 적극적이고, 경과에 대해 낙관적이면서 의사를 믿고 협조하는 환자의 태도가 중요하다.

❸ 힘든 치료 과정에 힘이 될 가족의 사랑과 보살핌이 중요하다.

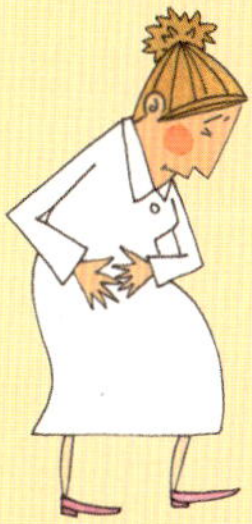

13

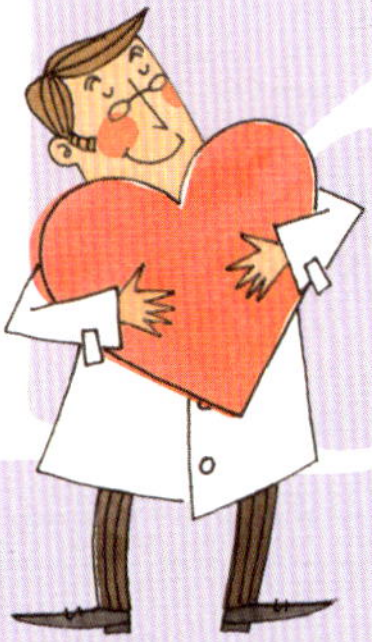

췌장암 환자의 건강관리

췌장암에는 특별히 멀리해야 할 음식도, 특별히 가까이 해야 할 음식도 없다. 균형 잡힌 영양 섭취가 가장 중요하며, 검증되지 않은 민간요법이나 건강식품은 피해야 한다. 또한 몸에 무리가 가지 않는 적당한 운동을 병행하는 것도 도움이 된다.

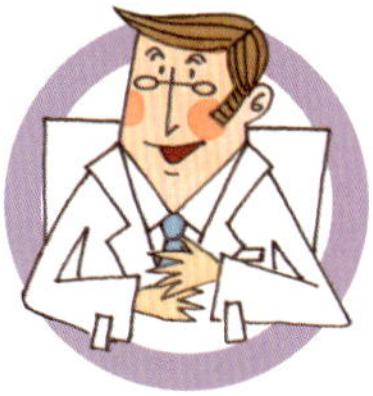

자신에게 맞는 운동을 즐기자

췌장암 환자라고 해서 특별한 건강관리 방법이 있는 것은 아니지만 흡연이나 고지방 음식 등 췌장암을 일으키는 위험 요인을 멀리하고 평소 건강한 생활 습관을 유지하는 것이 무엇보다 중요하다.

췌장암에는 특별히 나쁜 음식이 있는 것도 아니고, 특별히 좋은 음식이 있는 것도 아니다.

다만, 무엇이든 골고루 맛있게 먹는 것, 즉 균형 잡힌 영양 섭취가 중요하다. 효과가 검증되지 않은 민간요법을 따르거나 건강식품을 무분별하게 섭취하다가 오히려 건강을 해칠 위험이 있음을 알아야 한다.

췌장 절제술을 받으면 없던 당뇨병이 생기거나 기존의 당뇨병이 심해질 수 있으므로 주의 깊은 혈당 관리가 필요하다. 또한 췌장 효소 부족으로 가볍게는 소화불량에서부터 심하게는 영양실조까지 올 수 있으므로 췌장 효소를 보충해 주는 적절한 양의 소화제를 섭취할 필요가 있다.

적당한 운동은 건강한 생활 습관 유지에 도움이 된다. 수술 후 처음 3개월 정도는 가볍게 걷는 정도로 운동을 하고, 그 이후에는 수영이나 자전거·등산·골프 등 과격하지 않은 운동 중 자신에게 맞는 것을 선택하여 즐기도록 한다.

보통 수술 후 6개월 이후에는 본인이 평소 즐기던 어떤 운동도 가능하다. 단, 수술 후 항암제나 방사선치료 중이라면 가벼운 산책 이외의 운동은 삼가는 것이 좋다.

Hospital Memo

췌장암에 대한 사람들의 오해

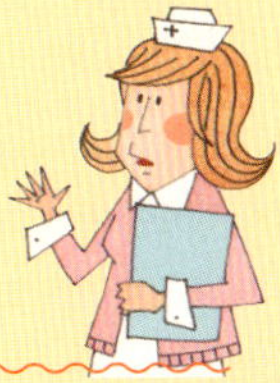

일부 환자나 보호자들은 췌장암 수술을 하면 암세포가 더 빨리 퍼져 위험하다는 오해를 한다. 그러나 암세포가 췌장암 수술로 인해 커지거나 인체의 다른 곳으로 퍼지는 일은 없다. 그럼에도 불구하고 근거 없는 오해와 소문이 끊이질 않는 것은, 그만큼 췌장암이 진단 당시 많이 진행되어 있는 경우가 많고, 수술 후에도 조기에 재발하는 등 진행 속도가 빠르기 때문이다.

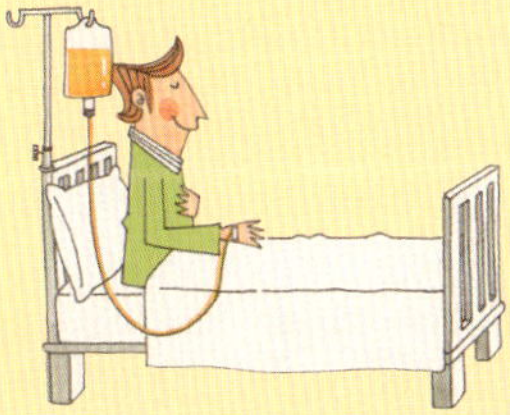

14

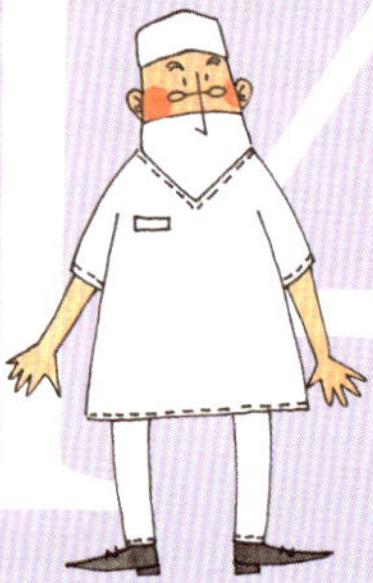

우리나라 췌장암 치료 기술 수준

우리나라의 최근 5년 내 췌장암 수술 후 사망률은 1% 이내로, 세계 최고 수준의 수술 안정성을 확보하고 있다. 서울대학교병원의 합병증 발생률이나 수술 후 사망률 등을 보면 우리나라의 치료 성적이 이미 세계적 수준임을 알 수 있다.

우리나라 췌장암 수술은 세계 최고 수준

췌장암의 치료 방법 중 완치를 기대할 수 있는 유일한 방법은 수술 치료이며, 항암 화학요법이나 방사선치료는 보조 역할을 한다.

우리나라의 췌장암 유병률은 유럽이나 미국과 비교했을 때 비슷하거나 더 높아졌으며, 이에 따라 세계적으로 손꼽히는 췌장 절제술 경험을 보유하고 있는 병원들이 많다.

세계적으로 췌장암을 가장 많이 치료하고 있는 미국 존스홉킨스 병원의 보고(2006년)에 따르면 1,000례의 췌십이지장 절제술 후 41%에서 수술 후 합병증이 발생하였고, 이 중 수술 후 사망률이 1.6%였다.

이에 반해 서울대학교병원의 경우(2010년) 1,800례의 췌십이지장 절제술 후 합병증 발생률은 34.6%, 수술 후 사망률은 1.7%이다. 여기에서 알 수 있듯이 우리나라의 췌장암 치료 성적은 이미 세계적인 수준이다. 국내 타 대학병원의 성적도 이와 유사하다.

최근 5년 안에는 수술 후 사망률이 1% 이내로 줄어들어 고령을 포함한 여러 위험 인자를 가진 환자가 증가했음에도 불구하고 세계 최고 수준의 수술 안정성을 확보하였다.

또한 수술 후 장기 생존율도 세계적인 수준이어서, 존스홉킨스 병원 등 세계 굴지의 병원과 국내 병원 간에 차이가 없다.

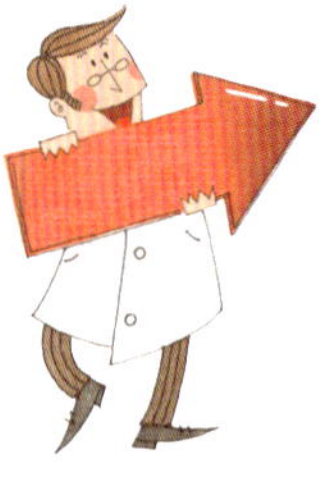

Hospital Memo

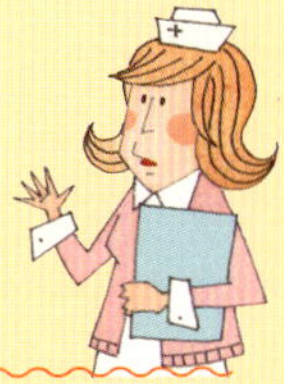

췌장암은 어디로 전이되는가?

췌장암은 국소 림프절 전이가 많고, 원격 전이의 경우에는 간 전이가 가장 흔하고, 이 외에 폐와 뼈 등에도 전이가 잘 된다.

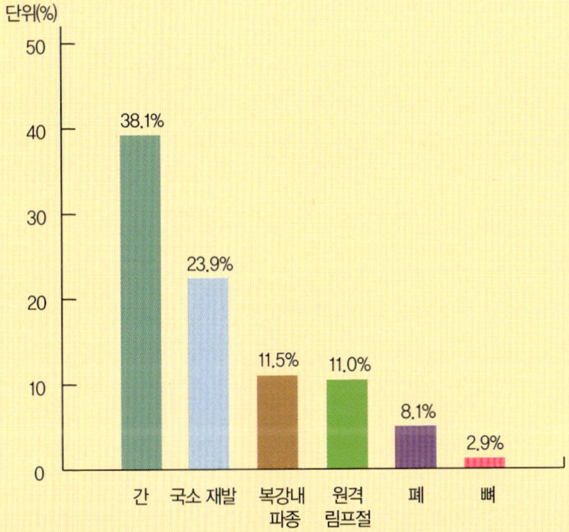

그림 20. 근치적 절제 이후 췌장암의 재발(서울대학교병원 외과, 2012)

15

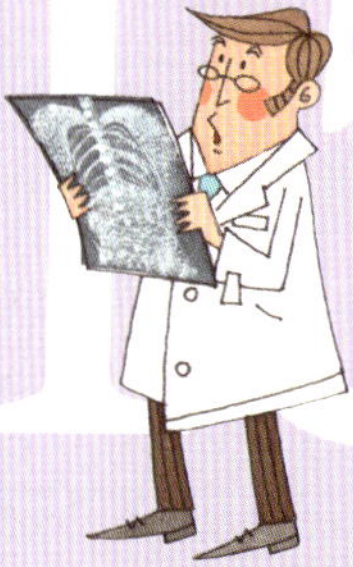

Q&A
췌장암에 대한 궁금증 27가지

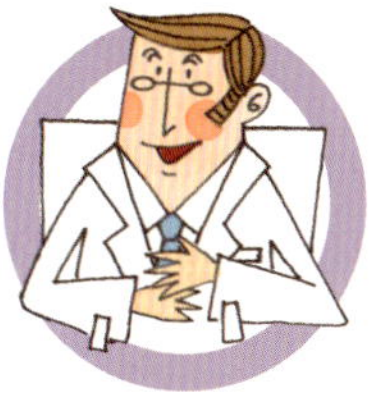

Q 췌장에 암이 생겼다는데 췌장이 하는 일이 무엇인가?

A 췌장은 우리 몸에서 매우 중요한 두 가지의 역할을 맡고 있다. 하나는 우리가 먹는 음식물의 소화와 흡수에 필요한 아밀라아제, 트립신 등과 같은 소화효소를 분비하는 외분비 기능이고, 또 다른 하나는 당 대사에 관여하여 혈당을 조절하는 인슐린 및 혈당을 높이는 작용을 하는 글루카곤 등 체내 대사를 조절하는 여러 가지 호르몬을 분비하는 내분비 기능이다.

따라서 췌장에 문제가 생기면 소화효소의 분비가 감소되어 소화가 잘 안 되거나 인슐린 분비가 감소되어 당 대사에 문제가 생겨 당뇨병이 발생할 수 있다.

Q 췌장암 사망률은 암 중에서 5위라고 하는데 발생률과 사망률이 높아지는 원인은?

A 식이를 비롯한 생활이 서구화되면서 우리나라의 췌장암 발생률은 증가하고 있으나 사망률은 지난 20여 년간 큰 호전이 없다. 췌장암은 조기 진단이 쉽지 않아 암이 상당히 진행한 후에 발견되어 완치를 위한 유일한 방법인 수술을 받을 수 없는 환자들이 많기 때문이다.

Q 췌장암은 여성보다 남성이 왜 더 잘 걸릴까요?

A 췌장암의 원인 중 하나가 흡연인데 남성들의 흡연율이 높기 때문이다. 시카고 노스웨스턴 대학의 보고(2005년)에 따르면 췌장암 진단을 받은 환자가 1년 내 사망하는 주원인은 바로 흡연이었다. 또 소시지나 핫도그 같은 가공 육류 제품을 많이 섭취하면 췌장암에 걸릴 위험이 높아진다는 연구 결과도 있다. 하와이 대학 연구팀에 따르면 가공 육류를 자주 먹는 사람은 소량으로 먹는 사람들에 비해 췌장암에 걸릴 가능성이 67%나 높은 것으로 나타났다. 붉은색 육류를 먹는 사람도 그렇지 않은 사람들에 비해 췌장암에 걸릴 위험성이 50%나 높다. 따라서 이러한 상황에 여성들보다 남성들이 더 많이 노출되어 있기 때문에 췌장암 발병률이 남성에게 더 높게 나타난다고 말할 수 있다.

그러나 왜 남성들에게 더 많이 나타나는지에 대한 정확한 원인은 아직까지 알려지지 않았다.

Q 췌장암은 유전되는가?

A 췌장암이 많은 미국과 유럽에서는 전체 췌장암 환자 중에서 약 5~10%가 유전적 소인과 관계있다고 보고 있으나, 우리나라는 그보다 적은 것으로 추정한다. 유전성 췌장염 등의 췌장암과 관련한 유전성 질환이 있는 경우, 보통 1대 친족의 가족력이 있으면 3~6배의 위험도가 있으며 일생 동안 5% 정도의 위험도가 있다.

특이한 암 증후군이 없으면서 췌장암 발생이 높은 가족들인 가족성 췌장암은 가족에서의 췌장암 환자의 수, 혈연 정도, 발병 연령 등에 따라 다르나 1대 친족에서 2명 또는 3명 이상의 췌장암 환자가 있으면 1명만 있는 경우보다 18~56배의 위험도가 있으며 일생 동안 20%까지 위험도가 있다.

Q 췌장암은 어떤 사람이 쉽게 걸리는가?

A 췌장암에 쉽게 걸리는 특별한 유형의 사람은 없다. 다만 췌장암의 위험 요인으로 생각하는 흡연, 만성 췌장염, 당뇨병, 알코올의 과다한 섭취, 고지방·고단백 식이 및 식품 첨가제가

많이 들어간 음식의 지속적인 섭취, 요소·나프탈렌·벤자민 등의 산업화학물질과 방사선의 노출 등의 위험 요인이 있는 사람들이 걸릴 가능성이 높다.

Q 췌장암에 좋지 않은 음식이나 생활 습관은 무엇인가?

A 흡연이 췌장암의 위험성을 높인다는 것이 확인되었으므로 금연은 필수이다. 또한 고지방식이 췌장암 발생과 연관성이 있다고 알려져 있으므로 과도한 육류 섭취를 피하는 것이 좋다. 정상적인 체중을 유지하고 충분한 과일과 야채가 포함되어 있는 균형 잡힌 식사를 하는 것 등 우리가 일반적으로 알고 있는 건강한 생활 습관을 유지하는 것이 좋다.

Q 술이 약한 사람일수록 췌장암에 걸릴 확률이 높다던데 사실인가?

A 알코올 섭취가 췌장암의 발병 위험을 높인다는 보고가 있다. 그리고 술이 약한 사람은 알코올 분해효소가 적게 분비되는데, 이러한 알코올 분해효소 유전자의 발현 양상이 췌장암의 발병 위험과 관계있다는 일부 보고가 있다. 하지만 보다 정확한 인과관계를 알기 위해서는 앞으로 지속적인 대규모 연구가 필요하다.

Q 췌장암을 예방하려면 어떻게 해야 할까?

A 불행히도 아직까지 췌장암을 예방하는 뚜렷한 예방 수칙이나 권고되는 검진 기준은 없다. 다만 흡연 및 음주, 유기용매와 같은 화학물질이나 방사선의 노출, 고지방 식이의 섭취, 비만 등이 췌장암의 위험 요인이므로 췌장암을 예방하기 위해서는 육류를 중심으로 하는 고지방 고칼로리 식사를 과일과 채소 중심으로 바꾸는 식생활로 개선하고 금연·금주·적당한 운동을 해야 한다.

그리고 용매제, 휘발유 및 관련 물질 등의 화학물질에 많이 노출이 되는 직업에 종사하는 사람들은 보호 장비를 꼭 착용하고 안전 수칙을 엄수하여 췌장암의 위험 요인인 화학물질과 방사선 물질에 최대한 노출되지 않도록 해야 한다.

Q 췌장암 증상은 위염 증상과 비슷한데 어떻게 구분하나?

A 췌장암, 특히 조기 췌장암에는 특징적인 증상이 별로 없다. 실제로 췌장암에 걸린 환자들이 병원을 찾은 이유를 조사해 보면, 대부분이 상복부와 등이 답답하다거나 속이 안 좋다거나 식욕이 없다거나 하는 막연한 이유들이 대부분이다. 이같은 증상들은 매우 흔한 것으로 췌장암이 아니더라도 여러 질환에서 공통적으로 나타나는 증상이다. 따라서 증상만으로 췌

장암의 발생 여부를 알기는 매우 어렵다. 주로 이러한 증상들이 나타나는데도 위나 대장, 다른 소화기계에 검사상 질환이 없거나 이유 없이 체중이 감소하거나 최근 당뇨병이 발생하거나 기존 당뇨병이 악화되었다면 췌장암을 의심하고 검사해야 한다.

Q 급성 췌장염과 만성 췌장염의 특징은 무엇이며, 췌장암으로 발전하는가?

A 급성 췌장염은 여러 원인 때문에 췌장에 급성 염증이 발생하는 것으로, 가벼운 증상에서부터 심할 경우 췌장이 녹아 사망에 이르는 경우까지 다양하게 나타난다. 다만, 급성 췌장염은 췌장암으로 발전하지는 않는다.

만성 췌장염은 췌장의 염증이 만성화하여 췌장의 섬유화가 진행되는 병으로, 췌장이 돌처럼 딱딱하게 굳어지고 췌관에는 불규칙한 확장과 협착이 발생하여 결과적으로 췌장의 내분비 기능과 외분비 기능이 저하되어 소화 장애, 당뇨병 등을 초래할 수 있다.

만성 췌장염이 췌장암의 직접적인 원인이라고 확신할 수는 없으나 췌장암과 연관이 있는 것으로 보이는 것은 사실이다. 췌장에 염증이 있으면 정기적으로 임상 진료를 받아 췌장암의 발생 여부를 주기적으로 체크하는 것이 좋다.

Q 담석증으로도 췌장암이 올 수 있나?

A 담석증의 증상은 매우 다양하다. 가벼운 경우에는 둔한 통증, 단순한 압박감, 상복부의 불쾌감, 소화불량 등이 나타나기도 하고, 때로는 증상을 전혀 느끼지 못하는 경우도 있다. 그러나 어떤 경우에는 우상복부에 심한 통증이 느껴지고, 경우에 따라 오른쪽 어깨까지 통증이 오며, 심한 경우 오한이나 열이 나기도 한다.

일반적으로 통증은 주로 저녁식사를 기름지게 한 후나, 잠자리에서 생기는 경우가 많다. 통증과 함께 구토를 하고 가벼운 황달 증세가 나타나기도 한다.

그러나 담석증과 췌장암은 직접적인 관련이 없다. 흔히 췌장암의 증상과 담석증의 증상이 비슷하여 담석증으로 인해 췌장암이 온다고 생각하는데, 담석증의 통증은 우상복부이고 췌장암의 통증은 상복부 또는 등쪽으로 생기는 것이기 때문에 유의하여 전문의를 찾아야 한다.

Q 췌장암 합병증은 어떤 것들이 있나?

A 원래 췌장이 담당하고 있는 내분비 기능과 외분비 기능이 저하하여 췌장암 합병증이 발생할 수 있다. 즉, 소화 기능이 감소하고 내분비 호르몬, 특히 인슐린 분비가 감소하여 당뇨병이 발생할 수 있다.

Q 약물치료와 수술, 방사선치료 등 췌장암 치료의 장·단점과 위험, 후유증은 무엇인가?

A 약물치료와 수술, 방사선치료를 같은 선상에 놓고 장·단점을 비교하는 것은 의미가 없다. 왜냐하면 췌장암의 근치적인 치료 방법은 수술밖에 없기 때문이다.

수술 전 검사상 절제가 가능한 병변이라면 우선적으로 수술 치료를 고려해야 하고, 수술을 받을 수 없을 정도의 환자라면 보조적으로 항암 화학요법이나 방사선치료 등을 한다.

췌장암 중에서도 특히 췌장 두부에 발생한 췌장암은 췌두십이지장 절제술을 받는데, 이는 외과에서 시행하는 수술 중에 가장 복잡하고 시간도 오래 걸리는 수술법인만큼 수술 후 회복기간도 길고 그 기간 중에 합병증이 발생할 위험도 크다.

항암 화학요법이나 방사선치료는 다른 장기에 발생한 암과 비슷한 정도의 부작용이나 후유증이 있을 수 있다.

Q 췌장암 치료 부작용은 어떤 것들이 있나?

A 췌장암 항암 치료는 전신적인 치료로서 약물을 이용하여 암세포가 자라는 것을 막거나 죽이는 치료 방법이다. 환자에 따라 항암제 종류와 조합이 다르며, 항암제 종류에 따라 혹은 환자 개인의 약물에 대한 감수성에 따라 부작용이 다르다.

일반적으로 항암제의 부작용은 크게 급성 부작용과 만성 부작용으로 나눌 수 있다. 급성 부작용에는 탈모, 손톱의 변화, 감염, 빈혈, 출혈, 오심과 구토, 설사나 변비, 구내염, 그 밖의 일반 증상이 있고, 만성 부작용으로는 체중 증가, 심장 질환 등이 있다.

방사선치료는 항암 치료와 비교해 부작용이 적은 편이다. 방사선치료의 부작용은 크게 급성과 만성 반응으로 나눌 수 있다. 비교적 다량의 방사선을 조사한 경우 급성 방사선 부작용으로 오심·구토·복통·권태감·피로감·체중 감소 등이 있으나 대부분 치료가 끝난 후 2~4주 지나면 사라진다. 만성 방사선 부작용으로는 위장관 출혈·십이지장 궤양·소장 폐색 등이 있다.

Q 암 수술 후 가장 고통스러운 항암 치료의 부작용을 줄이는 효과적인 방법은?

A 항암제 종류에 따라 혹은 환자 개인의 약물에 대한 감수성에 따라 부작용이 다르게 나타나므로 환자 스스로의 노력으로 부작용을 줄일 수는 없다. 그러나 담당 의사와 상의하여 부작용을 감소시키는 약물을 복용하거나 약물의 종류를 바꿀 수는 있다.

Q 췌장암 치료 중 가장 힘든 것은?

A 췌장암은 수술 자체가 어려울 뿐 아니라 췌장 자체의 내분비 기능과 외분비 기능의 중요성 때문에 다른 부위의 수술에 비하여 당뇨, 만성 소화불량 등의 장기적 합병증 외에도 사망을 초래할 수 있는 조기 합병증이 생길 확률이 매우 높다. 그러므로 환자들이 가장 힘들어 하는 경우는 바로 수술 후 회복 초기 기간에 췌액 유출 등의 합병증이 생겼을 때이다. 따라서 수술에 성공하였다 해도 꼭 합병증에 대해 적절히 대처해야 한다.

또한 췌장암 진단을 받으면 바로 사형선고를 받은 것이라 생각하고 낙담하는 환자들 태도가 치료를 방해하는 가장 큰 걸림돌로 치료에 대한 적극적인 자세를 갖는다면 췌장암 치료도 다른 암 치료와 별반 다를 바가 없다.

Q 췌장암 치료 후 먹으면 좋은 음식은 무엇이며, 치료 후 유의할 점은 무엇인가?

A 특별히 췌장암을 예방하는 음식이나, 췌장암 환자가 먹어야 할 음식은 따로 없다. 췌장암에 특별히 나쁜 음식이 있는 것도 아니고, 특별히 좋은 음식이 있는 것도 아니다. 다만 무엇이든 골고루 맛있게 먹는 것, 즉 균형 잡힌 영양의 섭취가 더욱 중요하다.

Q 췌장암 수술 후 커피나 밀가루 음식을 먹어도 괜찮은가?

A 커피나 밀가루 음식이 췌장암에 특별히 나쁠 이유는 없다. 다만 췌장암 수술 시 위의 일부를 절제하는 경우도 있고, 수술 후 재건 과정에서 음식과 소화효소들이 혼합되어 소화되는 위치가 바뀌기 때문에 지나치게 기름진 음식이나 과식 등 소화에 지장을 줄 수 있는 식습관은 피하는 것이 좋다.

Q 차가버섯이 좋다고 하는데 수술 후에 먹어도 되는가?

A 췌장암에 특별히 좋거나 나쁜 음식이 있는 것이 아니므로 음식을 가려 먹는 것보다는 균형 잡힌 영양 섭취가 가장 중요하다. 이와 더불어 몸에 무리가 가지 않는 적당한 운동을 병행하는 것도 도움이 된다. 다양한 민간요법이나 건강식품의 사용

에 대해 물어보는 사람들이 많지만, 아직까지 그 효능이 과학적으로 검증되지 않았기 때문에 무분별하게 사용하지 않는 것이 좋다.

Q 항암제 투여 중 생식이요법이나 효소를 먹어도 괜찮은가?

A 항암제 투여 중에는 약물로 인해 인체의 생체 방어 능력이 일시적으로 떨어지기도 한다. 이러한 시기에 구성 성분이 명확하지 않은 식품이나 약제를 함께 복용하는 것은 좋지 않다. 또한 이런 건강식품들 중 일부는 간 기능이나 신장 기능 등 주요 장기의 기능을 저하시키기도 하여 효과적인 항암제 치료를 어렵게 하거나 항암제의 부작용을 증가시킬 수도 있으므로 주의해야 한다.

Q 췌장암 치료에 도움이 되는 운동법은 무엇인가?

A 췌장암 치료에 도움이 되는 특별한 운동법 역시 없다. 그러나 적당한 운동은 필수이다. 수술 후 처음 한 달 정도는 가볍게 걷는 정도로 운동을 하고 그 이후에는 수영이나 자전거, 등산, 골프 등 과격하지 않은 운동 중 자신에게 맞는 것을 선택하여 즐기면 된다. 보통 수술 후 3~6개월 이후에는 본인이 즐기던 어떤 운동도 할 수 있다. 단, 수술 후 항암제나 방사선치료

중인 경우에는 가벼운 산책 이외의 운동은 삼가는 것이 좋다.

Q 췌장암은 다른 암에 비해 예후가 좋지 않아 완치율이 낮다고 들었는데, 생존율은 얼마나 되는가?

A 우리나라의 췌장암 환자들의 치료 성적은 세계 유수의 병원들과 차이가 없을 정도로 세계적인 수준이다. 그러나 수술 술기와 항암 치료의 발달에도 불구하고 췌장암 생존율은 아직도 낮다. 전체 췌장암 환자의 5년 생존율은 7~8% 전후이며, 수술이 가능한 환자의 5년 생존율은 20% 내외이다. 그러나 1기 환자의 경우 3년 생존율이 50%를 넘고, 2기의 경우에도 20%

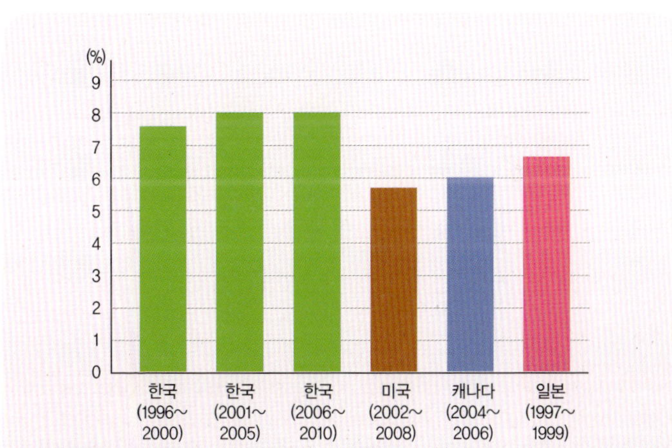

그림 21. 췌장암 환자들의 5년 생존율의 국제 비교

전후의 5년 생존율을 보이므로 조기에 췌장암을 발견하여 적극적으로 치료를 받는 것이 중요하다.

Q 우리나라의 췌장암 치료 기술은 어느 정도 발전했나?

A 우리나라의 췌장암 환자들의 치료 결과는 세계 유수의 병원들의 데이터와 별 차이가 없을 정도로 세계적인 수준이다.

Q 새로 개발되고 있는 췌장암 치료법에는 무엇이 있나?

A 유전자 치료 등 표적 치료제의 개발이 활발히 이루어지고 있고 일부 병원에서는 수술 전 항암요법과 방사선치료를 시행하여 수술 성적을 올리는 시도를 하고 있다.

우리나라를 비롯하여 전 세계에서는 췌장암의 새로운 수술법, 치료제 또는 치료 전략을 개발하기 위해 다양한 임상 시험을 진행하고 있다. 이러한 임상 시험에 참여하면 보다 나은 효과가 있을 것으로 기대되는 치료 방법을 조금 더 일찍 접할 수 있으므로, 진행되고 있는 임상 시험이 있다면 적극적으로 참여하기를 권장한다.

Q 췌장암 표적 치료제가 있다고 하는데 구체적으로 어떤 것인가?

A 췌장암에 대한 분자생물학적 지식이 증가하면서 췌장암

치료에 대한 새로운 접근방법들이 개발되고 있다. 췌장암 치료를 위한 표적 치료제들은 유전자 또는 유전자들의 상호작용에 의한 신호전달 체계에 초점을 두고 개발되고 있다. 현재 미국 FDA 공인을 받은 대표적인 표적 치료제로 Erlotinib, 또는 Tarceva라고 부르는 상피성장인자 수용체 억제 관련 항암제가 있다. 그 외에 비슷한 작용기전을 갖는 Cetuximab이라는 상피성장인자 수용체에 대한 항체 계열의 약제, Bevacizumab이라는 혈관내피성장인자 관련 항체 계열의 약제 등을 비롯하여 다양한 신약을 이용한 임상연구가 활발히 진행되고 있다.

Q 췌장암은 너무 잘 먹어도 전이가 된다는 말이 있는데 사실인가?

A 소시지나 핫도그 같은 가공 육류 제품을 많이 섭취하면 췌장암에 걸릴 위험이 높아진다거나, 붉은색 육류를 먹는 사람이 그렇지 않은 사람들에 비해 췌장암에 걸릴 위험성이 높다는 보고들이 있다. 그러나 식사를 잘한다고 해서 췌장암의 진행이 빨라진다거나 전이되는 것은 아니다. 오히려 수술, 혹은 항암치료 전후에 균형 잡힌 식사로 영양상태가 좋아지면 치료 후 회복도 빨라지고 차질없이 다음 치료로 진행할 수 있으므로 도움이 된다.

Q 췌장암 환자에게 말하고 싶은 한마디는 무엇인가?

A 췌장암 진단을 받았으니 죽는다고 생각하여 수술이나 치료를 포기하거나, 의사의 말을 따르는 대신 대체 의학이나 민간요법 등에 눈을 돌려 치료 시기를 놓치는 우를 범하지 말고 의사의 권고를 착실히 따라서 치료에 최선의 자세로 임하라는 말을 하고 싶다.

치료에 대해 적극적이고, 경과에 대해 낙관적이면서 의사를 믿고 협조하는 환자가 되기를 기원한다.

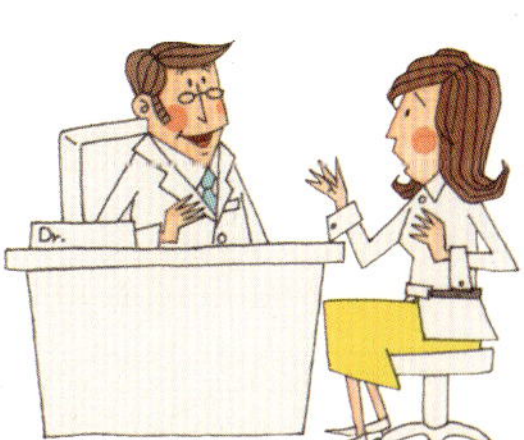
Dr.